Diagnose Insomnie – Schlafstörung

Neurodegenerative Erkrankung Schlafstörungen

Heil-Weg.de

SCAN ME

https://heil-weg.de/heil-weg-verlag/

Herausgegeben von: Holger Kiefer
(https://heil-weg.de)

Verlagslabel: Heil-Weg-Verlag

ISBN Softcover: 978-3-384-03937-8
ISBN Hardcover: 978-3-384-03938-5
ISBN Großschrift: 978-3-384-03939-2
ISBN Ebook: **9783757969707**

Druck und Distribution im Auftrag :
tredition GmbH, Heinz-Beusen-Stieg 5, 22926 Ahrensburg, Germany

Coverfoto Image by benzoix on Freepik

freepik.com/free-photo/silly-scared-young-timid-glamour-redhead-girl-feeling-scared-waking-up-night-strange-frightening-noi_36504856.htm#page=5&query=sleep%20background&position=0&from_view=keyword&track=ais Image by benzoix on Freepik

Inhaltsverzeichnis

Insomnie, auch Schlaflosigkeit genannt, ist eine Schlafstörung, bei der Menschen Probleme mit dem Einschlafen haben. Sie können Schwierigkeiten haben, einzuschlafen oder so lange wie gewünscht durchzuschlafen. Auf Insomnie folgen in der Regel Tagesmüdigkeit, geringe Energie, Reizbarkeit und eine gedrückte Stimmung. Sie kann zu einem erhöhten Risiko von Zusammenstößen mit Kraftfahrzeugen sowie zu Konzentrations- und Lernproblemen führen. Schlaflosigkeit kann von kurzer Dauer sein, d. h. Tage oder Wochen dauern, oder von langer Dauer, d. h. mehr als einen Monat andauern. 1] Der Begriff Schlaflosigkeit umfasst zwei Möglichkeiten: Schlaflosigkeitsstörung und Schlaflosigkeitssymptome, und in vielen Zusammenfassungen von randomisierten kontrollierten Studien und systematischen Übersichten wird oft nicht angegeben, auf welche dieser beiden Möglichkeiten sich der Begriff Schlaflosigkeit bezieht.

Schlaflosigkeit kann unabhängig oder als Folge eines anderen Problems auftreten. Zu den Bedingungen, die zu Schlaflosigkeit führen können, gehören psychischer Stress, chronische Schmerzen, Herzversagen, Schilddrüsenüberfunktion, Sodbrennen, das Syndrom der unruhigen Beine, die Wechseljahre, bestimmte Medikamente und Drogen wie Koffein, Nikotin und Alkohol. Weitere Risikofaktoren sind Nachtschichten und Schlafapnoe. Die Diagnose basiert auf den Schlafgewohnheiten und einer Untersuchung, um nach den zugrunde liegenden Ursachen zu suchen. Eine Schlafstudie kann durchgeführt werden, um nach zugrunde liegenden Schlafstörungen zu suchen. Das Screening kann mit zwei Fragen durchgeführt werden: "Haben Sie Schlafprobleme?" und "Haben Sie Schwierigkeiten, einzuschlafen oder durchzuschlafen?".

Obwohl ihre Wirksamkeit als Erstbehandlung nicht eindeutig erwiesen ist, sind Schlafhygiene und Änderungen des Lebensstils in der Regel die erste Behandlung für Schlaflosigkeit. Zur Schlafhygiene gehören eine feste Schlafenszeit, ein ruhiger und dunkler Raum, Sonnenlicht am Tag und regelmäßige Bewegung. Ergänzend kann eine kognitive Verhaltenstherapie eingesetzt werden. Schlaftabletten können zwar helfen, werden aber manchmal mit Verletzungen, Demenz und Abhängigkeit in Verbindung gebracht. Diese Medikamente werden nicht für mehr als vier oder fünf Wochen empfohlen. Die Wirksamkeit und Sicherheit alternativer Medizin ist unklar.

Zwischen 10 % und 30 % der Erwachsenen leiden zu einem bestimmten Zeitpunkt an Schlaflosigkeit, und bis zur Hälfte der Menschen leidet im Laufe eines Jahres an Schlaflosigkeit. Etwa 6 % der Menschen leiden an Schlaflosigkeit, die nicht auf ein anderes Problem zurückzuführen ist und länger als einen Monat andauert. Menschen über 65 Jahre sind häufiger betroffen als jüngere Menschen. Frauen sind häufiger betroffen als Männer. Beschreibungen von Schlaflosigkeit finden sich mindestens bis ins antike Griechenland zurück.

Anzeichen und Symptome

Anzeichen von Schlaflosigkeit:

- Einschlafschwierigkeiten, einschließlich Schwierigkeiten, eine bequeme Schlafposition zu finden
- Aufwachen während der Nacht, Unfähigkeit, wieder einzuschlafen und frühes Aufwachen
- Unfähigkeit, sich auf alltägliche Aufgaben zu konzentrieren, Schwierigkeiten, sich zu erinnern
- Tagesmüdigkeit, Reizbarkeit, Depression oder Angstzustände
- Müdigkeit oder Energielosigkeit während des Tages
- Konzentrationsschwierigkeiten
- Reizbarkeit, aggressives oder impulsives Verhalten

Bei der Einschlafstörung handelt es sich um Schwierigkeiten beim Einschlafen zu Beginn der Nacht, die häufig ein Symptom von Angststörungen sind. Eine verzögerte Schlafphasenstörung kann fälschlicherweise als Schlaflosigkeit diagnostiziert werden, da der Schlaf erst viel später als normal einsetzt und das Aufwachen in die Tagesstunden hineinreicht.

Patienten, die Schwierigkeiten beim Einschlafen haben, wachen häufig auch nachts auf und haben Schwierigkeiten, in den Schlaf zurückzukehren. Zwei Drittel dieser Patienten wachen mitten in der Nacht auf, und mehr als die Hälfte hat Probleme, nach einem nächtlichen Erwachen wieder einzuschlafen.

Frühmorgendliches Erwachen ist ein Erwachen, das früher (mehr als 30 Minuten) als erwünscht eintritt, mit der Unfähigkeit, wieder einzuschlafen, und bevor die Gesamtschlafzeit 6,5 Stunden erreicht. Frühmorgendliches Erwachen ist häufig ein Merkmal von Depressionen. Angstsymptome können durchaus zu Schlaflosigkeit führen. Zu diesen Symptomen gehören Anspannung, zwanghaftes Grübeln über die Zukunft, das Gefühl, überreizt zu sein, und das Überanalysieren vergangener Ereignisse.

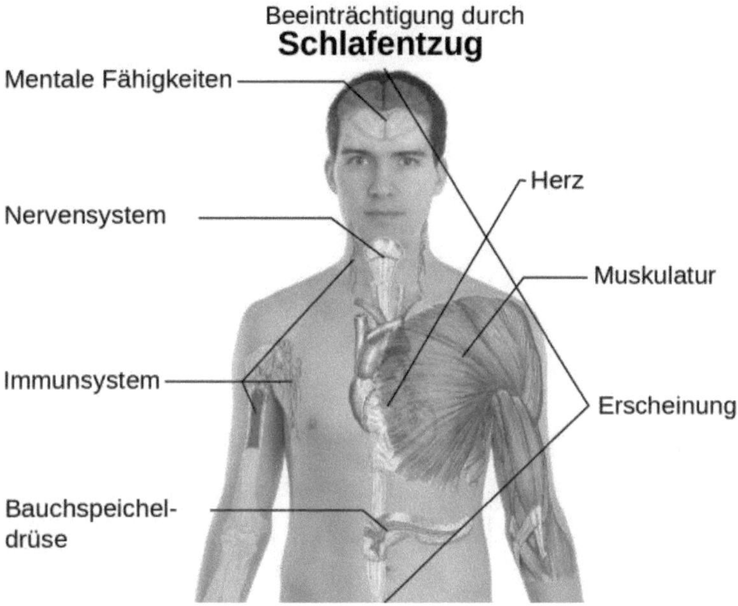

Die Symptome des nicht erholsamen Schlafes entsprechen in wesentlichen Aspekten denen des Schlafentzugs.

Schlechte Schlafqualität

Eine schlechte Schlafqualität kann z. B. durch unruhige Beine, Schlafapnoe oder schwere Depressionen verursacht werden. Eine schlechte Schlafqualität ist dadurch definiert, dass die Person nicht das Stadium 3 oder den Deltaschlaf erreicht, der erholsame Eigenschaften hat.

Schwere Depressionen führen zu Veränderungen in der Funktion der Hypothalamus-Hypophysen-Nebennieren-Achse, die eine übermäßige Freisetzung von Cortisol verursacht, was zu einer schlechten Schlafqualität führen kann.

Nächtliche Polyurie, übermäßiger nächtlicher Harndrang, kann ebenfalls zu einer schlechten Schlafqualität führen.

Fehlwahrnehmung des Schlafzustands

Bei einigen Fällen von Schlaflosigkeit handelt es sich nicht um Schlaflosigkeit im herkömmlichen Sinne, da Menschen, die unter einer Fehlwahrnehmung des

Schlafzustands leiden, oft normal lange schlafen. Das Problem besteht darin, dass sie trotz der Tatsache, dass sie jede Nacht mehrere Stunden schlafen und in der Regel keine nennenswerte Tagesmüdigkeit oder andere Symptome von Schlafverlust verspüren, nicht das Gefühl haben, sehr viel oder überhaupt geschlafen zu haben. [Da sie ihren Schlaf nur unvollständig wahrnehmen, glauben sie fälschlicherweise, dass sie ungewöhnlich lange brauchen, um einzuschlafen, und unterschätzen, wie lange sie schlafen.

Auswirkungen von Schlaf

Schlaf ist ein Zustand reduzierter geistiger und körperlicher Aktivität, in dem das Bewusstsein verändert und die sensorische Aktivität bis zu einem gewissen Grad gehemmt ist. Während des Schlafs nehmen die Muskelaktivität und die Interaktionen mit der Umgebung ab. Der Schlaf unterscheidet sich vom Wachsein zwar durch die Fähigkeit, auf Reize zu reagieren, aber er beinhaltet immer noch aktive Gehirnmuster und ist damit reaktiver als ein Koma oder Bewusstseinsstörungen.

Der Schlaf erfolgt in sich wiederholenden Perioden, in denen der Körper zwischen zwei verschiedenen Modi wechselt: REM- und Nicht-REM-Schlaf. REM steht zwar für "Rapid Eye Movement" (schnelle Augenbewegungen), doch hat dieser Schlafmodus noch viele andere Aspekte, darunter auch die virtuelle Lähmung des Körpers. Träume sind eine Abfolge von Bildern, Ideen, Emotionen und Empfindungen, die in der Regel unwillkürlich während bestimmter Schlafstadien im Kopf entstehen.

Während des Schlafs befinden sich die meisten Körpersysteme in einem anabolen Zustand, der dazu beiträgt, das Immun-, Nerven-, Skelett- und Muskelsystem wiederherzustellen;[3] dies sind lebenswichtige Prozesse, die die Stimmung, das Gedächtnis und die kognitiven Funktionen aufrechterhalten (siehe dazu unter Verlagsangaben: **Buch Gut zu wissen – so funktioniert das Gehirn. Die Geheimnisse des Gehirns: Von der Hardware zur Software des erfolgreichen Denkens**) und eine große Rolle für die Funktion des endokrinen und des Immunsystems spielen. Die innere zirkadiane Uhr fördert den Schlaf täglich in der Nacht. Die verschiedenen Zwecke und Mechanismen des Schlafs sind Gegenstand umfangreicher laufender Forschungen. Schlaf ist ein Verhalten, das sich in der Evolution der Tiere in hohem Maße erhalten hat, wahrscheinlich seit Hunderten von Millionen von Jahren.

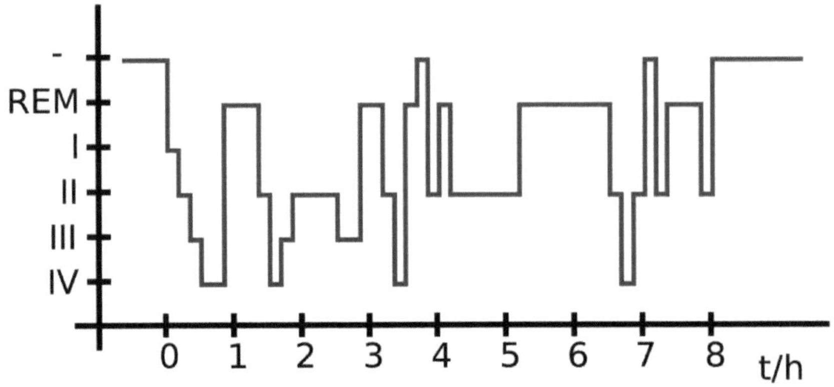

Die normalen Schlafstadien einer Nacht. Deutlich zu erkennen ist, dass bei einem normalen Ablauf mehrfach sowohl die tiefste Schlafphase (IV) als auch der Wachzustand (-) erreicht werden.

Physiologie

Die ausgeprägtesten physiologischen Veränderungen im Schlaf finden im Gehirn statt. Das Gehirn verbraucht im Schlaf deutlich weniger Energie als im Wachzustand, insbesondere im Non-REM-Schlaf. In Bereichen mit verringerter Aktivität stellt das Gehirn seinen Vorrat an Adenosintriphosphat (ATP) wieder her, dem Molekül, das für die kurzfristige Speicherung und den Transport von Energie verwendet wird. Im ruhigen Wachzustand ist das Gehirn für 20 % des Energieverbrauchs des Körpers verantwortlich, so dass sich diese Verringerung spürbar auf den Gesamtenergieverbrauch auswirkt.

Der Schlaf erhöht die sensorische Schwelle. Mit anderen Worten, schlafende Menschen nehmen weniger Reize wahr, können aber im Allgemeinen noch auf laute Geräusche und andere auffällige Sinneseindrücke reagieren.

Während des Slow-Wave-Schlafs schüttet der Mensch Wachstumshormone in Schüben aus. Jeder Schlaf, auch tagsüber, ist mit der Ausschüttung von Prolaktin verbunden.

Zu den wichtigsten physiologischen Methoden zur Überwachung und Messung von Veränderungen während des Schlafs gehören die Elektroenzephalografie (EEG) der Gehirnströme, die Elektrookulografie (EOG) der Augenbewegungen und die Elektromyografie (EMG) der Skelettmuskelaktivität. Die gleichzeitige Erfassung dieser Messungen wird als Polysomnografie bezeichnet und kann in einem spezialisierten Schlaflabor durchgeführt werden. Schlafforscher verwenden auch die vereinfachte Elektrokardiografie (EKG) für die Herzaktivität und die Aktigrafie für motorische Bewegungen.

Gehirnströme im Schlaf

Die elektrische Aktivität, die auf einem EEG zu sehen ist, stellt Hirnströme dar. Die Amplitude der EEG-Wellen bei einer bestimmten Frequenz entspricht verschiedenen Phasen des Schlaf-Wach-Zyklus, z. B. dem Schlaf, dem Wachsein oder dem Einschlafen. Alpha-, Beta-, Theta-, Gamma- und Deltawellen treten in den verschiedenen Schlafphasen auf. Jede Wellenform weist eine andere Frequenz und Amplitude auf. Alphawellen treten auf, wenn sich eine Person in einem Ruhezustand befindet, aber noch bei vollem Bewusstsein ist. Die Augen können geschlossen sein, und der gesamte Körper ruht und ist relativ unbeweglich, d. h. der Körper beginnt sich zu verlangsamen. Beta-Wellen lösen die Alpha-Wellen ab, wenn eine Person aufmerksam ist, z. B. wenn sie eine Aufgabe erledigt oder sich auf etwas konzentriert. Betawellen haben die höchsten Frequenzen und die geringste Amplitude und treten auf, wenn eine Person voll wach ist. Gamma-Wellen treten auf, wenn eine Person hochkonzentriert an einer Aufgabe arbeitet oder ihre gesamte Konzentration einsetzt. Thetawellen treten auf, wenn eine Person wach ist, und sie gehen weiter in Stufe 1 des Schlafs und in Stufe 2 über. Deltawellen treten in den Phasen 3 und 4 des Schlafs auf, wenn sich der Mensch im tiefsten Schlaf befindet.

Nicht-REM- und REM-Schlaf

Der Schlaf wird in zwei große Typen unterteilt: den Non-REM-Schlaf (Non-REM oder NREM) und den REM-Schlaf (Rapid Eye Movement). Non-REM- und REM-Schlaf sind so unterschiedlich, dass Physiologen sie als unterschiedliche Verhaltenszustände bezeichnen. Der Non-REM-Schlaf tritt zuerst auf und wird nach einer Übergangsphase als Slow-Wave-Schlaf oder Tiefschlaf bezeichnet. Während dieser Phase sinken die Körpertemperatur und die Herzfrequenz, und das Gehirn verbraucht weniger Energie. Der REM-Schlaf, auch paradoxer Schlaf genannt, macht einen kleineren Teil der gesamten Schlafzeit aus. Er ist der Hauptanlass für Träume (oder Albträume) und geht mit desynchronisierten und schnellen Gehirnströmen, Augenbewegungen, einem Verlust des Muskeltonus und einer Aussetzung der Homöostase einher.

Der Schlafzyklus, in dem sich NREM- und REM-Schlaf abwechseln, dauert durchschnittlich 90 Minuten und tritt in einer guten Nacht 4-6 Mal auf. [15][20] Die American Academy of Sleep Medicine (AASM) unterteilt NREM in drei Phasen: N1, N2 und N3, wobei das letzte Stadium auch als Deltaschlaf oder Slow-Wave-Schlaf bezeichnet wird. Die gesamte Periode verläuft normalerweise in der folgenden Reihenfolge: N1 → N2 → N3 → N2 → REM. Der REM-Schlaf tritt auf, wenn der Mensch aus dem Tiefschlaf in das Stadium 2 oder 1 zurückkehrt. Der Tiefschlaf (Stadium N3) ist zu Beginn der Nacht stärker ausgeprägt, während der Anteil des REM-Schlafs in den beiden Zyklen kurz vor dem natürlichen Erwachen zunimmt.

Ursachen der Schlaflosigkeit

Schlaflosigkeit kann durch eine Reihe von Erkrankungen verursacht werden, sie kann aber auch ohne erkennbare Ursache auftreten. Dies wird als primäre Insomnie bezeichnet. Primäre Insomnie kann auch eine anfängliche erkennbare Ursache haben, die jedoch weiter besteht, nachdem die Ursache nicht mehr vorhanden ist. Zum Beispiel kann ein Anfall von Schlaflosigkeit durch ein belastendes Arbeits- oder Lebensereignis ausgelöst werden. Die Schlaflosigkeit kann jedoch auch anhalten, nachdem das belastende Ereignis überwunden ist. In solchen Fällen wird die Schlaflosigkeit in der Regel durch die Ängste oder Befürchtungen, die durch die Schlaflosigkeit selbst verursacht werden, aufrechterhalten und nicht durch äußere Faktoren.

Schlaflosigkeitssymptome können durch Schlafstörungen verursacht werden oder mit diesen in Zusammenhang stehen:

- Schlafatmungsstörungen, wie Schlafapnoe oder das Syndrom des oberen Atemwegswiderstands

- Einnahme von psychoaktiven Drogen (z. B. Stimulanzien), einschließlich bestimmter Medikamente, Kräuter, Koffein, Nikotin, Kokain, Amphetamine, Methylphenidat, Aripiprazol, MDMA, Modafinil oder übermäßiger Alkoholkonsum
- Einnahme von oder Entzug von Alkohol und anderen Beruhigungsmitteln, wie z. B. Angst- und Schlafmitteln wie Benzodiazepinen
- Einnahme von oder Entzug von Schmerzmitteln wie Opioiden
- Herzkrankheiten
- Restless-Legs-Syndrom, das aufgrund der unangenehmen Empfindungen und des Bedürfnisses, die Beine oder andere Körperteile zu bewegen, um diese Empfindungen zu lindern, zu Schlaflosigkeit führen kann
- Periodische Bewegungsstörung der Gliedmaßen (PLMD), die während des Schlafs auftritt und Erregungszustände verursachen kann, deren sich der Schläfer nicht bewusst ist
- Schmerzen: Eine Verletzung oder ein Zustand, der Schmerzen verursacht, kann eine Person daran hindern, eine bequeme Position zu finden, in der sie einschlafen kann, und kann auch ein Aufwachen verursachen.

- Hormonveränderungen wie die vor der Menstruation und die in den Wechseljahren
- Lebensereignisse wie Angst, Stress, Besorgnis, emotionale oder mentale Anspannung, berufliche Probleme, finanzieller Stress, die Geburt eines Kindes und ein Trauerfall
- Gastrointestinale Probleme wie Sodbrennen oder Verstopfung
- Psychische, neurologische oder Entwicklungsstörungen wie bipolare Störung, klinische Depression, generalisierte Angststörung, posttraumatische Belastungsstörung, Schizophrenie, Zwangsstörungen, Autismus, Demenz: 326 ADHS, und FASD
- Störungen des zirkadianen Rhythmus, wie Schichtarbeit und Jetlag, können dazu führen, dass man zu bestimmten Tageszeiten nicht schlafen kann und zu anderen Tageszeiten übermäßig schläfrig ist. Chronische Störungen des zirkadianen Rhythmus sind durch ähnliche Symptome gekennzeichnet.
- Bestimmte neurologische Störungen wie Hirnläsionen oder eine traumatische Hirnverletzung in der Vergangenheit
- Medizinische Erkrankungen wie Schilddrüsenüberfunktion

- Der Missbrauch von rezeptfreien oder verschreibungspflichtigen Schlafmitteln (Sedativa oder Depressiva) kann zu Rebound-Schlafstörungen führen.
- Schlechte Schlafhygiene, z. B. durch Lärm oder übermäßigen Koffeinkonsum
- Eine seltene genetische Erkrankung kann eine auf Prionen basierende, dauerhafte und schließlich tödliche Form der Schlaflosigkeit verursachen, die so genannte fatale familiäre Schlaflosigkeit.
- Körperliche Anstrengung: Bei Sportlern tritt häufig eine trainingsbedingte Schlaflosigkeit in Form einer verlängerten Einschlafzeit auf.
- Erhöhte Exposition gegenüber blauem Licht aus künstlichen Quellen, wie Telefonen oder Computern
- Chronische Schmerzen
- Schmerzen im unteren Rückenbereich
- Asthma

Schlafuntersuchungen mit Hilfe der Polysomnographie haben ergeben, dass Menschen mit Schlafstörungen nachts erhöhte Werte von zirkulierendem Cortisol und adrenocorticotropem Hormon haben, außerdem eine erhöhte Stoffwechselrate, die bei Menschen ohne Schlaflosigkeit, deren Schlaf aber während einer

Schlafstudie absichtlich gestört wird, nicht auftritt. Untersuchungen des Hirnstoffwechsels mittels Positronen-Emissions-Tomographie (PET) zeigen, dass Menschen mit Schlaflosigkeit sowohl nachts als auch tagsüber einen erhöhten Stoffwechsel aufweisen. Es bleibt die Frage offen, ob diese Veränderungen die Ursache oder die Folge einer langfristigen Schlaflosigkeit sind.

Schlaflosigkeit Genetik

Die geschätzte Erblichkeit von Schlaflosigkeit schwankt zwischen 38 % bei Männern und 59 % bei Frauen. In einer genomweiten Assoziationsstudie (GWAS) wurden drei genomische Loci und sieben Gene identifiziert, die das Risiko von Schlaflosigkeit beeinflussen, und es wurde gezeigt, dass Schlaflosigkeit in hohem Maße polygen ist. Insbesondere wurde eine starke positive Assoziation für das MEIS1-Gen sowohl bei Männern als auch bei Frauen festgestellt. Diese Studie zeigte, dass sich die genetische Architektur der Schlaflosigkeit stark mit psychiatrischen Störungen und Stoffwechselmerkmalen überschneidet.

Es wurde die Hypothese aufgestellt, dass auch die Epigenetik die Schlaflosigkeit beeinflussen könnte, indem sie sowohl die Schlafregulation als auch die Stressreaktion des Gehirns steuert und sich auch auf die Plastizität des Gehirns auswirkt.

Eineiige (monozygote), aber nicht zweieiige (fraternale) Zwillinge neigen zu ähnlichen Schlafgewohnheiten. Neurotransmitter, Moleküle, deren Produktion auf bestimmte Gene zurückgeführt werden kann, sind ein genetischer Einfluss auf den Schlaf, der analysiert werden kann. Für die zirkadiane Uhr gibt es eine eigene Reihe von Genen. Zu den Genen, die den Schlaf beeinflussen können, gehören ABCC9, DEC2, der Dopaminrezeptor D2 und Varianten in der Nähe von PAX 8 und VRK2. Während die letztgenannten Gene in einer GWAS-Studie gefunden wurden, die in erster Linie Korrelationen (aber nicht notwendigerweise Kausalität) nachweist, haben andere Gene nachweislich eine direktere Wirkung. So hatten Mäuse, denen Dihydropyrimidin-Dehydrogenase (Dpyd) fehlte, 78,4 Minuten weniger Schlaf während der Licht-aus-Periode als Wildtyp-Mäuse. Dpyd kodiert für das geschwindigkeitsbeschränkende Enzym in dem Stoffwechselweg, der Uracil und Thymidin zu β-Alanin, einem hemmenden Neurotransmitter, abbaut. Dies unterstützt auch die Rolle von β-Alanin als Neurotransmitter, der den Schlaf bei Mäusen fördert.

Gene für kurze Schlafdauer

Der familiäre natürliche Kurzschlaf ist eine seltene, genetisch bedingte, typischerweise vererbte Eigenschaft, bei der eine Person weniger Stunden als der Durchschnitt schläft, ohne unter Tagesmüdigkeit oder anderen Folgen des Schlafmangels zu leiden. Dieser Prozess ist bei dieser Art von Individuen völlig natürlich und wird durch bestimmte genetische Mutationen verursacht. Eine Person mit dieser Eigenschaft wird als "natürlicher Kurzschläfer" bezeichnet.

Dieser Zustand ist nicht zu verwechseln mit absichtlichem Schlafentzug, der bei Menschen, die dazu veranlagt sind, normal viel zu schlafen, aber nicht bei Menschen mit FNSS, Symptomen wie Reizbarkeit oder vorübergehend beeinträchtigte kognitive Fähigkeiten hinterlässt.
Dieser Schlaftyp wird nicht als genetische Störung, sondern vielmehr als genetisches, gutartiges Merkmal angesehen[59].

Die Gene DEC2, ADRB1, NPSR1 und GRM1 sind an der Entstehung von Kurzschlaf beteiligt.

Substanzinduzierte Auslöser

Alkohol-induziert

Alkohol wird häufig zur Selbstbehandlung von Schlaflosigkeit eingesetzt, um den Schlaf zu fördern. Alkoholkonsum zur Schlafförderung kann jedoch auch eine Ursache für Schlaflosigkeit sein. Langfristiger Alkoholkonsum geht mit einer Abnahme des NREM-Schlafs im Stadium 3 und 4 sowie mit einer Unterdrückung des REM-Schlafs und einer Fragmentierung des REM-Schlafs einher. Häufiges Wechseln zwischen den Schlafstadien geht einher mit Aufwachen aufgrund von Kopfschmerzen, Harndrang, Dehydrierung und übermäßigem Schwitzen. Auch der Glutamin-Rebound spielt eine Rolle, denn Alkohol hemmt Glutamin, eines der natürlichen Stimulanzien des Körpers, wenn jemand trinkt. Wenn die Person mit dem Trinken aufhört, versucht der Körper, die verlorene Zeit wieder aufzuholen, indem er mehr Glutamin produziert, als er benötigt. Der Anstieg des Glutaminspiegels stimuliert das Gehirn, während der Trinker zu schlafen versucht, und verhindert so, dass er die tiefsten Schlafstadien erreicht. Der Verzicht auf chronischen Alkoholkonsum kann auch zu schwerer Schlaflosigkeit mit lebhaften Träumen führen.

Während des Entzugs ist der REM-Schlaf in der Regel als Teil eines Rebound-Effekts übertrieben.

Benzodiazepin-induzierte

Wie Alkohol werden auch Benzodiazepine wie Alprazolam, Clonazepam, Lorazepam und Diazepam häufig zur kurzfristigen Behandlung von Schlaflosigkeit eingesetzt (sowohl auf Rezept als auch zur Selbstmedikation), verschlechtern aber langfristig den Schlaf. Während Benzodiazepine Menschen in den Schlaf versetzen können (d. h. den NREM-Schlaf im Stadium 1 und 2 hemmen), stören sie im Schlaf die Schlafarchitektur: Sie verkürzen die Schlafdauer, verzögern die Zeit bis zum REM-Schlaf und vermindern den tiefen Slow-Wave-Schlaf (der für Energie und Stimmung erholsamste Teil des Schlafs).

Opioid-induzierte

Opioid-Medikamente wie Hydrocodon, Oxycodon und Morphin werden aufgrund ihrer analgetischen und hypnotischen Wirkung bei Schlaflosigkeit im Zusammenhang mit Schmerzen eingesetzt. Opioide können den Schlaf fragmentieren und den REM- und Phase-2-Schlaf verringern. Da sie Analgesie und Sedierung bewirken, können Opioide bei sorgfältig ausgewählten Patienten mit schmerzbedingter Schlaflosigkeit geeignet sein. Eine Abhängigkeit von Opioiden kann jedoch zu langfristigen Schlafstörungen führen.

Risikofaktoren der Schlaflosigkeit

Von Schlaflosigkeit sind Menschen aller Altersgruppen betroffen, aber Menschen aus den folgenden Gruppen haben ein höheres Risiko, an Schlaflosigkeit zu erkranken:

- Personen, die älter als 60 Jahre sind
- Psychische Störungen wie Depressionen usw. in der Vorgeschichte
- Emotionaler Stress
- Arbeit in späten Nachtschichten
- Reisen durch verschiedene Zeitzonen
- Chronische Krankheiten wie Diabetes, Nieren- und Lungenkrankheiten, Alzheimer oder Herzerkrankungen
- Alkohol- oder Drogenkonsum
- Gastrointestinale Refluxkrankheit
- Starkes Rauchen
- Stress am Arbeitsplatz

(Siehe zu Alzheimer unter Verlagsangaben vom gleichen Autor: Buch **Schlafstörungen bei Alzheimer**
Anzeichen für Alzheimer Schlafprobleme bewältigen – Prävention, neue Medikamente und Studien

und
Buch **Basiswissen Alzheimer – Alzheimer Demenz, Symptome und Hilfe für Angehörige**)

Wirkmechanismus

Es gibt zwei Hauptmodelle für den Mechanismus der Schlaflosigkeit: das kognitive und das physiologische. Das kognitive Modell geht davon aus, dass Grübeln und Übererregung dazu beitragen, dass eine Person nicht einschlafen kann, und zu einer Episode von Schlaflosigkeit führen können.

Das physiologische Modell stützt sich auf drei wichtige Befunde bei Menschen mit Schlaflosigkeit: Erstens wurden erhöhte Cortisol- und Katecholaminwerte im Urin festgestellt, was auf eine erhöhte Aktivität der HPA-Achse und Erregung hindeutet; zweitens wurde bei Menschen mit Schlaflosigkeit ein erhöhter globaler zerebraler Glukoseverbrauch während des Wachseins und des NREM-Schlafs festgestellt; und drittens sind der Ganzkörperstoffwechsel und die Herzfrequenz bei Menschen mit Schlaflosigkeit erhöht. All diese Befunde deuten auf eine Deregulierung des Erregungssystems, des kognitiven Systems und der HPA-Achse hin, die alle zur Schlaflosigkeit beitragen. Es ist jedoch nicht bekannt, ob die Hypererregung eine Folge oder eine Ursache der Schlaflosigkeit ist. Es wurden veränderte Spiegel des inhibitorischen

Neurotransmitters GABA festgestellt, aber die Ergebnisse sind uneinheitlich, und die Auswirkungen veränderter Spiegel eines so allgegenwärtigen Neurotransmitters sind unbekannt. Studien zu der Frage, ob Schlaflosigkeit durch die zirkadiane Kontrolle des Schlafs oder durch einen wachabhängigen Prozess ausgelöst wird, haben widersprüchliche Ergebnisse erbracht, aber einige Literaturstellen deuten auf eine Deregulierung des zirkadianen Rhythmus auf der Grundlage der Kerntemperatur hin. Auf Elektroenzephalogrammen wurden eine erhöhte Beta-Aktivität und eine verringerte Delta-Wellen-Aktivität beobachtet; die Auswirkungen dieser Beobachtungen sind jedoch unbekannt.

Etwa die Hälfte der Frauen nach der Menopause leidet unter Schlafstörungen, und generell sind Schlafstörungen bei Frauen doppelt so häufig wie bei Männern; dies scheint teilweise, aber nicht vollständig, auf Veränderungen des Hormonspiegels, insbesondere in und nach der Menopause, zurückzuführen zu sein.

Die Veränderungen der Sexualhormone bei Männern und Frauen im Alter können zum Teil für die erhöhte Prävalenz von Schlafstörungen bei älteren Menschen verantwortlich sein.

Diagnose

In der Medizin wird Schlaflosigkeit häufig mit der Athener Schlaflosigkeitsskala gemessen, die acht verschiedene schlafbezogene Parameter umfasst und schließlich in einer Gesamtskala dargestellt wird, mit der das Schlafverhalten einer Person bewertet wird.

Für die Diagnose einer Schlafstörung sollte ein qualifizierter Schlafmediziner konsultiert werden, damit die entsprechenden Maßnahmen ergriffen werden können. Eine Anamnese und eine körperliche Untersuchung sind notwendig, um andere Erkrankungen auszuschließen, die die Ursache für die Schlaflosigkeit sein könnten. Nachdem alle anderen Erkrankungen ausgeschlossen wurden, sollte eine umfassende Schlafanamnese erhoben werden. Die Schlafanamnese sollte Schlafgewohnheiten, Medikamente (verschreibungspflichtige und nicht verschreibungspflichtige), Alkohol-, Nikotin- und Koffeinkonsum, komorbide Erkrankungen und die Schlafumgebung umfassen. Ein Schlaftagebuch kann verwendet werden, um die Schlafgewohnheiten der Person zu verfolgen. Das Tagebuch sollte die Zeit bis zum Zubettgehen, die Gesamtschlafzeit, die Zeit bis zum Einschlafen, die Anzahl der Weckvorgänge, die Einnahme von Medikamenten, den Zeitpunkt des

Aufwachens und das subjektive Empfinden am Morgen enthalten. Das Schlaftagebuch kann durch eine ambulante Aktigraphie über eine Woche oder länger ersetzt oder validiert werden, bei der ein nicht-invasives Gerät zur Messung der Bewegung verwendet wird.

Arbeitnehmer, die über Schlaflosigkeit klagen, sollten sich nicht routinemäßig einer Polysomnografie unterziehen, um auf Schlafstörungen zu untersuchen. Dieser Test kann bei Patienten angezeigt sein, die zusätzlich zur Schlaflosigkeit weitere Symptome aufweisen, z. B. Schlafapnoe, Fettleibigkeit, einen dicken Halsdurchmesser oder eine risikoreiche Fleischfülle im Oropharynx. In der Regel ist der Test nicht erforderlich, um eine Diagnose zu stellen, und Schlaflosigkeit, insbesondere bei Berufstätigen, lässt sich häufig behandeln, indem der Arbeitsplan so geändert wird, dass ausreichend Zeit für Schlaf bleibt, und indem die Schlafhygiene verbessert wird.

Bei einigen Patienten kann eine Schlafstudie über Nacht erforderlich sein, um festzustellen, ob eine Schlaflosigkeit vorliegt. Eine solche Untersuchung umfasst in der Regel Bewertungsinstrumente wie ein Polysomnogramm und den multiplen Schlaflatenztest. Schlafmediziner sind qualifiziert, Störungen innerhalb der laut ICSD 81 Hauptkategorien von

Schlafstörungen zu diagnostizieren. Bei Patienten mit einigen Störungen, einschließlich der verzögerten Schlafphasenstörung, wird häufig eine primäre Insomnie fehldiagnostiziert; wenn eine Person Schwierigkeiten hat, einzuschlafen und zu den gewünschten Zeiten aufzuwachen, aber nach dem Schlafen ein normales Schlafmuster aufweist, ist eine Störung des zirkadianen Rhythmus eine wahrscheinliche Ursache.

In vielen Fällen ist die Schlaflosigkeit mit einer anderen Krankheit, mit Nebenwirkungen von Medikamenten oder mit einem psychologischen Problem vergesellschaftet. Etwa die Hälfte aller diagnostizierten Schlaflosigkeit steht im Zusammenhang mit psychiatrischen Störungen. Bei Menschen mit Depressionen sollte Schlaflosigkeit als komorbider Zustand und nicht als sekundärer Zustand betrachtet werden; Schlaflosigkeit geht in der Regel psychiatrischen Symptomen voraus. "Es ist sogar möglich, dass Schlaflosigkeit ein erhebliches Risiko für die Entwicklung einer nachfolgenden psychiatrischen Störung darstellt." Schlaflosigkeit tritt bei 60 % bis 80 % der Menschen mit Depressionen auf. Dies kann teilweise auf die Behandlung der Depression zurückzuführen sein.

Die Feststellung der Ursache ist für eine Diagnose nicht erforderlich.

Klassifizierung nach ICD-10

Nach ICD-10 werden Schlafstörungen je nach vermuteter Ursache (psychogen versus organisch) klassifiziert unter

F51 nichtorganische Schlafstörungen (Kapitel Psychische und Verhaltensstörungen) oder
G47 (organische) Schlafstörungen (Kapitel Krankheiten des Nervensystems).

Nichtorganische Dyssomnien sind primär psychogene Störungen der Dauer, Qualität oder des Zeitpunktes des Schlafs aufgrund emotionaler Ursachen, die in erheblichem Ausmaß (mindestens dreimal in der Woche über einen Zeitraum von mindestens einem Monat) vorliegen, einen deutlichen Leidensdruck verursachen und/oder sich störend auf die alltägliche Funktionsfähigkeit auswirken (Tagesmüdigkeit):

- nichtorganische Insomnie (F51.0): Hauptmerkmal sind Ein- und Durchschlafstörungen sowie eine schlechte Schlafqualität (nicht erholsamer Schlaf).
- nichtorganische Störungen des Schlaf-Wach-Rhythmus (F51.2): das Schlaf-Wach-Muster weicht vom gewünschten Schlaf-Wach-

Rhythmus ab (der durch die gesellschaftlichen Anforderungen bestimmt ist und von den meisten Personen im Umfeld des Betroffenen geteilt wird), infolgedessen Schlaflosigkeit während der Hauptschlafperiode und Hypersomnie während der Wachperiode.

Nichtorganische Parasomnien sind abnorme Episoden, die während des Schlafs auftreten:

Schlafwandeln (F51.3): wiederholte Episoden (zwei oder mehr), in denen die Betroffenen das Bett während des Schlafs verlassen und mehrere Minuten bis zu einer Stunde umhergehen, meist während des ersten Nachtschlaf-Drittels. Während dieser Episode haben die Betroffenen meist einen leeren, starren Gesichtsausdruck, reagieren kaum auf andere Personen und sind nur unter großen Mühen aufzuwecken. Nach dem Erwachen erinnern sich die Betroffenen nicht an die Episode (Amnesie), ansonsten besteht nach dem Aufwachen (außer einer kurzen Phase von Verwirrung oder Desorientiertheit) keine Beeinträchtigung der geistigen Aktivität oder des Verhaltens.

Nachtangst (Pavor nocturnus) (F51.4): wiederholte Episoden (zwei oder mehr), in denen die Betroffenen (meist im ersten Schlafdrittel) aus dem Schlaf mit einem Panikschrei aufwachen, einhergehend mit heftiger Angst, Körperbewegungen und vegetativer Übererregtheit (Tachykardie, schneller Atmung, Schweißausbruch). Bemühungen anderer Personen, während der Episode auf den Betroffenen einzuwirken, bleiben ohne Erfolg bzw. haben Desorientiertheit und perseverierende Bewegungen zur Folge. Eine Episode dauert bis zu 10 Minuten.

Albträume (F51.5.): Das Aufwachen aus dem Nachtschlaf oder dem Nachmittagschlaf mit detaillierter und lebhafter Erinnerung an heftige Angstträume. Diese haben meistens Bedrohungen des eigenen Lebens, der Sicherheit oder des Selbstwertgefühls zum Inhalt und verursachen bei den Betroffenen einen erheblichen Leidensdruck. Nach dem Aufwachen aus dem Angsttraum sind die Betroffenen rasch orientiert und wach.

Organisch bedingte Schlafstörungen sind mit

- Ein- und Durchschlafstörungen (G47.0),
- Störungen des Schlaf-Wach-Rhythmus (G47.2) und
- Schlafapnoe (G47.3) aufgeführt.

Klassifizierung nach DSM-5-Kriterien

Die DSM-5-Kriterien für Schlaflosigkeit umfassen die folgenden:

Vorherrschende Beschwerde über Unzufriedenheit mit der Schlafquantität oder -qualität, verbunden mit einem (oder mehreren) der folgenden Symptome:

Schwierigkeiten bei der Einleitung des Schlafs. (Bei Kindern kann sich dies als Schwierigkeit äußern, den Schlaf ohne Eingreifen der Betreuungsperson einzuleiten).

Schwierigkeiten, den Schlaf aufrechtzuerhalten, gekennzeichnet durch häufiges Aufwachen oder Probleme, nach dem Aufwachen wieder einzuschlafen. (Bei Kindern kann sich dies als Schwierigkeit äußern, ohne Eingreifen der Betreuungsperson in den Schlaf zurückzukehren).

Frühmorgendliches Aufwachen mit der Unfähigkeit, wieder einzuschlafen.

Darüber hinaus:

- Die Schlafstörung verursacht klinisch signifikanten Stress oder Beeinträchtigungen in sozialen, beruflichen, schulischen, akademischen, verhaltensbezogenen oder anderen wichtigen Funktionsbereichen.
- Die Schlafstörung tritt an mindestens drei Nächten pro Woche auf.
- Die Schlafstörung besteht seit mindestens drei Monaten.
- Die Schlafstörung tritt trotz ausreichender Schlafgelegenheiten auf.
- Die Schlaflosigkeit lässt sich nicht besser durch eine andere Schlaf-Wach-Störung erklären und tritt nicht ausschließlich im Verlauf einer anderen Schlaf-Wach-Störung auf (z. B. Narkolepsie, eine atembezogene Schlafstörung, eine Schlaf-Wach-Rhythmus-Störung, eine Parasomnie).
- Die Schlaflosigkeit ist nicht auf die physiologischen Wirkungen einer Substanz (z. B. einer missbräuchlichen Droge, eines Medikaments) zurückzuführen.

Schlafstörung Arten

Schlaflosigkeit kann als vorübergehend, akut oder chronisch eingestuft werden.

Vorübergehende Schlaflosigkeit hält weniger als eine Woche an. Sie kann durch eine andere Störung, durch Veränderungen der Schlafumgebung, durch den Zeitpunkt des Schlafs, schwere Depressionen oder durch Stress verursacht werden. Die Folgen - Schläfrigkeit und Beeinträchtigung der psychomotorischen Leistungsfähigkeit - sind ähnlich wie bei Schlafentzug.

Akute Schlaflosigkeit ist die Unfähigkeit, über einen Zeitraum von weniger als einem Monat durchgehend gut zu schlafen. Schlaflosigkeit liegt vor, wenn es Schwierigkeiten gibt, den Schlaf einzuleiten oder aufrechtzuerhalten, oder wenn der erreichte Schlaf nicht erholsam oder von schlechter Qualität ist. Diese Probleme treten auf, obwohl ausreichend Gelegenheit und Umstände zum Schlafen vorhanden sind, und sie müssen zu Problemen mit der Tagesfunktion führen. Akute Schlaflosigkeit wird auch als kurzfristige Schlaflosigkeit oder stressbedingte Schlaflosigkeit bezeichnet.

Chronische Schlaflosigkeit hält länger als einen Monat an. Sie kann durch eine andere Störung verursacht werden oder eine primäre Störung sein. Häufige Ursachen für chronische Schlaflosigkeit sind anhaltender Stress, Traumata, Arbeitszeiten, schlechte Schlafgewohnheiten, Medikamente und andere psychische Störungen. Menschen mit einem hohen Spiegel an Stresshormonen oder einer Verschiebung des Zytokinspiegels leiden häufiger als andere an chronischer Schlaflosigkeit. Die Auswirkungen können je nach Ursache unterschiedlich sein. Sie können muskuläre Erschöpfung, Halluzinationen und/oder geistige Müdigkeit umfassen.

Vorbeugung gegen Schlaflosigkeit

Vorbeugung und Behandlung von Schlaflosigkeit können eine Kombination aus kognitiver Verhaltenstherapie, Medikamenten und Änderungen der Lebensweise erfordern.

Zu den Lebensgewohnheiten gehört es, jeden Tag zur gleichen Zeit einzuschlafen und aufzuwachen, um ein regelmäßiges Muster zu schaffen, das zur Vorbeugung von Schlaflosigkeit beitragen kann. Es wird empfohlen, einige Stunden vor dem Schlafengehen auf anstrengende körperliche Betätigung und koffeinhaltige Getränke zu verzichten, während eine frühere Betätigung am Tag vorteilhaft sein kann. Andere Praktiken zur Verbesserung der Schlafhygiene können sein:

- Vermeidung oder Einschränkung von Nickerchen
- Behandlung von Schmerzen vor dem Schlafengehen
- Vermeiden von großen Mahlzeiten, Getränken, Alkohol und Nikotin vor dem Schlafengehen

- Suche nach beruhigenden Methoden, um in den Schlaf zu finden, einschließlich der Verwendung von weißem Rauschen
- Das Schlafzimmer schlaffähig machen, indem man es dunkel, kühl und frei von Geräten wie Uhren, Handys oder Fernsehern hält
- Regelmäßige Bewegung
- Entspannende Aktivitäten vor dem Schlafengehen ausprobieren

Behandlung von Schlaflosigkeit

Es wird empfohlen, medizinische und psychologische Ursachen auszuschließen, bevor man sich für eine Behandlung der Schlaflosigkeit entscheidet. Ist dies geschehen, ist die kognitive Verhaltenstherapie in der Regel die Behandlung der ersten Wahl. Sie hat sich bei chronischer Schlaflosigkeit als wirksam erwiesen. Die positiven Wirkungen können im Gegensatz zu denen von Medikamenten weit über das Ende der Therapie hinaus anhalten.

Medikamente werden hauptsächlich zur Verringerung der Symptome bei kurzzeitiger Schlaflosigkeit eingesetzt; ihre Rolle bei der Behandlung chronischer Schlaflosigkeit ist nach wie vor unklar. Es können verschiedene Arten von Medikamenten eingesetzt werden. Viele Ärzte raten davon ab, verschreibungspflichtige Schlafmittel über einen längeren Zeitraum einzunehmen. Es ist auch wichtig, andere Erkrankungen zu erkennen und zu behandeln, die möglicherweise zur Schlaflosigkeit beitragen, wie z. B. Depressionen, Atemprobleme und chronische Schmerzen. Im Jahr 2022 wurde berichtet, dass viele Menschen mit Schlaflosigkeit insgesamt nicht ausreichend Schlaf oder eine Behandlung gegen Schlaflosigkeit erhalten.

Nicht-medikamentöse Strategien

Nichtmedikamentöse Strategien haben eine vergleichbare Wirksamkeit wie hypnotische Medikamente bei Schlaflosigkeit und können länger anhaltende Wirkungen haben. Hypnotische Medikamente werden nur für den kurzfristigen Einsatz empfohlen, da sich eine Abhängigkeit mit Rebound-Effekten beim Absetzen oder eine Toleranz entwickeln kann.

Nicht-medikamentöse Strategien bieten lang anhaltende Verbesserungen der Schlaflosigkeit und werden als erste und langfristige Strategie zur Behandlung empfohlen. Die verhaltenstherapeutische Schlafmedizin (BSM) versucht, Schlaflosigkeit mit nicht-pharmakologischen Behandlungen zu behandeln. Zu den BSM-Strategien, die zur Behandlung chronischer Schlaflosigkeit eingesetzt werden, gehören Schlafhygiene, Reizkontrolle, Verhaltensinterventionen, Schlafbeschränkungstherapie, paradoxe Intention, Patientenaufklärung und Entspannungstherapie. Einige Beispiele sind das Führen eines Tagebuchs, die Einschränkung der Wachzeit im Bett, die Anwendung von Entspannungstechniken und die Einhaltung eines regelmäßigen Schlaf- und Aufwachplans. Die

Verhaltenstherapie kann den Patienten dabei helfen, neue Schlafgewohnheiten zu entwickeln, um die Schlafqualität und die Konsolidierung zu verbessern. Die Verhaltenstherapie kann das Erlernen gesunder Schlafgewohnheiten zur Förderung der Schlaferholung, eine Lichttherapie zur Unterstützung von Strategien zur Sorgenreduzierung und die Regulierung der zirkadianen Uhr umfassen.

Musik kann die Schlaflosigkeit bei Erwachsenen verbessern (siehe Musik und Schlaf). EEG-Biofeedback hat sich bei der Behandlung von Schlaflosigkeit als wirksam erwiesen und sowohl die Schlafdauer als auch die Schlafqualität verbessert. Eine Selbsthilfetherapie (definiert als eine psychologische Therapie, die man selbst durchführen kann) kann die Schlafqualität bei Erwachsenen mit Schlaflosigkeit in geringem oder mittlerem Maße verbessern.

Die Reizkontrolltherapie ist eine Behandlung für Patienten, die sich darauf konditioniert haben, das Bett oder den Schlaf im Allgemeinen mit einer negativen Reaktion zu assoziieren. Da die Reizkontrolltherapie Maßnahmen zur Kontrolle der Schlafumgebung beinhaltet, wird sie manchmal auch mit dem Konzept der Schlafhygiene gleichgesetzt. Beispiele für solche Umgebungsmodifikationen sind die ausschließliche Verwendung des Bettes für Schlaf und Sex und nicht für Aktivitäten wie Lesen oder Fernsehen; das Aufwachen zur gleichen Zeit jeden Morgen, auch am Wochenende; das Zubettgehen nur dann, wenn man müde ist und eine hohe Wahrscheinlichkeit besteht, dass der Schlaf eintritt; das Verlassen des Bettes und der Beginn einer Aktivität an einem anderen Ort, wenn der Schlaf nicht innerhalb eines angemessen kurzen Zeitraums nach dem Zubettgehen eintritt (üblicherweise ~20 Minuten); die Verringerung der subjektiven Anstrengung und Energie, die für den Versuch, einzuschlafen, aufgewendet werden; die Vermeidung von hellem Licht während der Nachtstunden und die Abschaffung des Mittagsschlafs.

Eine Komponente der Stimuluskontrolltherapie ist die Schlafrestriktion, eine Technik, die darauf abzielt, die im Bett verbrachte Zeit mit der tatsächlich geschlafenen Zeit in Einklang zu bringen. Bei dieser Technik wird ein strenger Schlaf-Wach-Zeitplan eingehalten, wobei nur zu bestimmten Tageszeiten und für bestimmte Zeiträume geschlafen wird, um einen leichten Schlafentzug zu bewirken. Eine vollständige Behandlung dauert in der Regel bis zu 3 Wochen und beinhaltet, dass man nur so lange schläft, wie man im Durchschnitt tatsächlich in der Lage ist, und dann, wenn man dazu in der Lage ist (d. h. wenn sich die Schlafeffizienz verbessert), diese Zeit langsam erhöht (~15 Minuten), indem man früher zu Bett geht, während der Körper versucht, seine innere Schlafuhr neu einzustellen. Eine Therapie mit hellem Licht kann bei Schlaflosigkeit wirksam sein.

Die paradoxe Absicht ist eine kognitive Umstrukturierungstechnik, bei der der Schlaflose, anstatt zu versuchen, nachts einzuschlafen, alle Anstrengungen unternimmt, um wach zu bleiben (d. h. er hört im Wesentlichen auf, zu versuchen, einzuschlafen). Eine Theorie, die die Wirksamkeit dieser Methode erklären könnte, besagt, dass sie, indem man sich nicht freiwillig zum Einschlafen zwingt, die Leistungsangst abbaut, die aus der Notwendigkeit oder dem Erfordernis des Einschlafens entsteht, das eigentlich ein passiver Akt sein sollte. Es hat sich gezeigt, dass diese Technik die Schlafanstrengung und die Leistungsangst verringert und auch die subjektive Einschätzung der Einschlafzeit und die Überschätzung des Schlafdefizits (eine Eigenschaft, die bei vielen Schlaflosen zu finden ist) reduziert.

Schlafhygiene

Schlafhygiene ist ein Sammelbegriff für alle Verhaltensweisen, die der Förderung eines guten Schlafs dienen. Dazu gehören Gewohnheiten, die eine gute Grundlage für den Schlaf schaffen und Schlaflosigkeit verhindern helfen. Schlafhygiene allein reicht jedoch möglicherweise nicht aus, um chronische Schlaflosigkeit zu behandeln. Empfehlungen zur Schlafhygiene sind in der Regel Bestandteil der kognitiven Verhaltenstherapie bei Schlaflosigkeit (CBT-I). Zu den Empfehlungen gehören die Reduzierung des Koffein-, Nikotin- und Alkoholkonsums, die Maximierung der Regelmäßigkeit und Effizienz von Schlafepisoden, die Minimierung des Medikamentengebrauchs und des Nickerchens am Tag, die Förderung regelmäßiger Bewegung und die Schaffung eines positiven Schlafumfelds. Die Schaffung eines positiven Schlafumfelds kann auch bei der Verringerung der Symptome von Schlaflosigkeit hilfreich sein. 96] Andererseits kam eine systematische Übersichtsarbeit der AASM zu dem Schluss, dass Kliniker bei Schlaflosigkeit keine Schlafhygiene verschreiben sollten, da deren Wirksamkeit nicht belegt ist und eine angemessene Behandlung möglicherweise verzögert wird; stattdessen sollten wirksame Therapien wie CBT-i bevorzugt werden. 13]

Kognitive Verhaltenstherapie

Es gibt Hinweise darauf, dass die kognitive Verhaltenstherapie bei Schlaflosigkeit (CBT-I) den Benzodiazepinen und den Nicht-Benzodiazepinen bei der Behandlung und dem Management von Schlaflosigkeit langfristig überlegen ist. Bei dieser Therapie werden den Patienten verbesserte Schlafgewohnheiten vermittelt und kontraproduktive Annahmen über den Schlaf abgebaut. Zu den häufigen Fehlannahmen und Erwartungen, die geändert werden können, gehören:

- Unrealistische Erwartungen an den Schlaf.
- Falsche Annahmen über die Ursachen von Schlaflosigkeit.
- Verstärkung der Folgen von Schlaflosigkeit.
- Leistungsangst, nachdem man so lange versucht hat, durch die Kontrolle des Schlafprozesses eine gute Nachtruhe zu erreichen.

Zahlreiche Studien haben über positive Ergebnisse der Kombination von kognitiver Verhaltenstherapie zur Behandlung von Schlaflosigkeit mit Behandlungen wie Reizkontrolle und Entspannungstherapien berichtet. Hypnotische Medikamente sind bei der kurzfristigen Behandlung von Schlaflosigkeit ebenso wirksam, aber ihre Wirkung lässt aufgrund von Toleranz mit der Zeit nach. Die Wirkungen der CBT-I haben eine nachhaltige und dauerhafte Wirkung auf die Behandlung von Schlaflosigkeit, auch lange nachdem die Therapie abgebrochen wurde. Der Zusatz von hypnotischen Medikamenten zur CBT-I bringt keinen zusätzlichen Nutzen bei Schlaflosigkeit. Der lang anhaltende Nutzen einer CBT-I-Kur zeigt eine Überlegenheit gegenüber pharmakologischen Hypnotika. Selbst kurzfristig ist CBT-I im Vergleich zu Kurzzeithypnotika wie Zolpidem immer noch deutlich überlegen. Daher wird CBT-I als Erstbehandlung bei Schlaflosigkeit empfohlen.

Zu den gängigen Formen der CBT-I-Behandlung gehören die Stimuluskontrolltherapie, Schlafrestriktion, Schlafhygiene, verbesserte Schlafumgebung, Entspannungstraining, paradoxe Intention und Biofeedback.

Die CBT ist die am besten akzeptierte Therapieform bei Schlaflosigkeit, da sie keine bekannten unerwünschten Wirkungen hat, während die Einnahme von Medikamenten zur Linderung von Schlaflosigkeitssymptomen erwiesenermaßen unerwünschte Nebenwirkungen hat. Der Nachteil der

CBT ist jedoch, dass sie viel Zeit und Motivation erfordert.

Akzeptanz- und Verpflichtungstherapie

Behandlungen, die auf den Grundsätzen der Akzeptanz- und Commitment-Therapie (ACT) und der Metakognition beruhen, haben sich als alternative Ansätze zur Behandlung von Schlaflosigkeit herauskristallisiert. ACT lehnt die Vorstellung ab, dass Verhaltensänderungen Schlaflosen zu besserem Schlaf verhelfen können, da sie "Schlafanstrengungen" erfordern - Handlungen, die mehr "Kampf" verursachen und das Nervensystem erregen, was zu Hyperarousal führt. Der ACT-Ansatz geht davon aus, dass die Akzeptanz der negativen Gefühle, die mit Schlaflosigkeit einhergehen, mit der Zeit die richtigen Bedingungen für den Schlaf schaffen kann. Achtsamkeitspraxis ist ein wesentliches Merkmal dieses Ansatzes, obwohl Achtsamkeit nicht praktiziert wird, um Schlaf zu erzeugen (dies ist an sich eine zu vermeidende Schlafanstrengung), sondern eher als eine längerfristige Aktivität, die dazu beiträgt, das Nervensystem zu beruhigen und die inneren Bedingungen zu schaffen, aus denen sich Schlaf entwickeln kann.

Ein wesentlicher Unterschied zwischen CBT-i und ACT liegt in der unterschiedlichen Herangehensweise an die Zeit, die man wach im Bett verbringt. Befürworter der CBT-i empfehlen, die Zeit, die man wach im Bett verbringt, so kurz wie möglich zu halten, da dies eine kognitive Assoziation zwischen dem Schlafengehen und dem Wachsein schafft. Der ACT-Ansatz geht davon aus, dass die Vermeidung von Zeit im Bett den Druck zum Schlafen erhöhen und das Nervensystem weiter erregen kann.

Die Forschung hat gezeigt, dass "ACT eine signifikante Wirkung auf primäre und komorbide Schlaflosigkeit und Schlafqualität hat und ... als geeignete Behandlungsmethode zur Kontrolle und Verbesserung der Schlaflosigkeit eingesetzt werden kann".

Internet-Interventionen

Trotz der therapeutischen Wirksamkeit und des erwiesenen Erfolgs der CBT wird die Verfügbarkeit der Behandlung durch den Mangel an geschulten Klinikern, die schlechte geografische Verteilung von Fachleuten und die Kosten erheblich eingeschränkt. Eine Möglichkeit, diese Hindernisse zu überwinden, besteht darin, das Internet für die Behandlung zu nutzen, wodurch diese wirksame Intervention leichter zugänglich und weniger kostspielig wird. Das Internet ist bereits zu einer wichtigen Quelle für gesundheitliche und medizinische Informationen geworden. Obwohl die überwiegende Mehrheit der Gesundheitswebsites allgemeine Informationen bietet, gibt es eine wachsende Forschungsliteratur über die Entwicklung und Bewertung von Internet-Interventionen.

Bei diesen Online-Programmen handelt es sich in der Regel um verhaltensbasierte Behandlungen, die für die Bereitstellung über das Internet operationalisiert und umgestaltet wurden. Sie sind in der Regel stark strukturiert, automatisiert oder werden von Menschen unterstützt, basieren auf einer effektiven persönlichen Behandlung, sind auf den Benutzer zugeschnitten, interaktiv, werden durch Grafiken, Animationen, Audio und möglicherweise Video ergänzt und sind so gestaltet, dass sie eine Nachbereitung und Rückmeldung ermöglichen.

Es gibt gute Belege für den Einsatz von computergestützter CBT bei Schlaflosigkeit.

Medikamente

Viele Menschen mit Schlaflosigkeit nehmen Schlaftabletten und andere Beruhigungsmittel ein. Mancherorts werden in über 95 % der Fälle Medikamente verschrieben. Sie sind jedoch eine Behandlung der zweiten Wahl. Im Jahr 2019 erklärte die US-amerikanische Food and Drug Administration, dass sie Warnhinweise für Eszopiclon, Zaleplon und Zolpidem vorschreiben wird, da Bedenken über schwere Verletzungen infolge von abnormalem Schlafverhalten, einschließlich Schlafwandeln oder Autofahren im Schlaf, bestehen.

Der Prozentsatz der Erwachsenen, die ein verschreibungspflichtiges Schlafmittel verwenden, steigt mit dem Alter. Zwischen 2005 und 2010 gaben etwa 4 % der US-Erwachsenen im Alter von 20 Jahren und älter an, in den letzten 30 Tagen verschreibungspflichtige Schlafmittel eingenommen zu haben. In der jüngsten Altersgruppe (20- bis 39-Jährige) war die Einnahmerate mit etwa 2 % am niedrigsten, stieg in der Altersgruppe der 50- bis 59-Jährigen auf 6 % und erreichte in der Altersgruppe der 80-Jährigen und Älteren 7 %. Mehr erwachsene Frauen (5 %) gaben an, verschreibungspflichtige

Schlafmittel zu verwenden als erwachsene Männer (3 %). Nicht-hispanische weiße Erwachsene gaben eine höhere Verwendung von Schlafmitteln an (5 %) als nicht-hispanische schwarze (3 %) und mexikanisch-amerikanische (2 %) Erwachsene. Zwischen nicht-hispanischen schwarzen Erwachsenen und mexikanisch-amerikanischen Erwachsenen wurde kein Unterschied bei der Verwendung von verschreibungspflichtigen Schlafmitteln festgestellt.

Antihistaminika

Als Alternative zur Einnahme von verschreibungspflichtigen Medikamenten gibt es Hinweise darauf, dass eine durchschnittliche Person, die kurzfristig Hilfe sucht, durch die Einnahme von rezeptfreien Antihistaminika wie Diphenhydramin oder Doxylamin Erleichterung finden kann. Diphenhydramin und Doxylamin werden häufig in rezeptfreien Schlafmitteln verwendet. Sie sind die wirksamsten rezeptfreien Beruhigungsmittel, die derzeit erhältlich sind, zumindest in weiten Teilen Europas, Kanadas, Australiens und der Vereinigten Staaten, und sie wirken stärker sedierend als einige verschreibungspflichtige Hypnotika. Die Wirksamkeit von Antihistaminika für den Schlaf kann mit der Zeit abnehmen, und anticholinerge Nebenwirkungen (wie Mundtrockenheit) können bei diesen speziellen Medikamenten ebenfalls ein Nachteil sein. Auch wenn diese Medikamentenklasse offenbar nicht süchtig macht, können sie bei abrupter Beendigung der Einnahme zu Abhängigkeit und Rebound-Effekten führen. Bei Menschen, deren Schlaflosigkeit durch das Restless-Legs-Syndrom verursacht wird, können sich die Symptome durch Antihistaminika jedoch verschlimmern.

Antidepressiva

Obwohl Schlaflosigkeit ein häufiges Symptom von Depressionen ist, können Antidepressiva Schlafprobleme wirksam behandeln, unabhängig davon, ob sie mit Depressionen in Verbindung stehen oder nicht. Während alle Antidepressiva zur Regulierung des Schlafs beitragen, können einige Antidepressiva wie Amitriptylin, Doxepin, Mirtazapin, Trazodon und Trimipramin eine sofortige sedierende Wirkung haben und werden zur Behandlung von Schlaflosigkeit verschrieben. Trazodon war Anfang der 2020er Jahre das am häufigsten verschriebene Medikament zur Behandlung von Schlafstörungen in den Vereinigten Staaten, obwohl es nicht für die Behandlung von Schlafstörungen indiziert war.

Amitriptylin, Doxepin und Trimipramin haben alle antihistaminerge, anticholinerge, antiadrenerge und antiserotonerge Eigenschaften, die sowohl zu ihren therapeutischen Wirkungen als auch zu ihren Nebenwirkungsprofilen beitragen, während Mirtazapin in erster Linie antihistaminerge und antiserotonerge und Trazodon in erster Linie antiadrenerge und antiserotonerge Wirkungen hat. Es ist bekannt, dass Mirtazapin die Schlaflatenz (d. h. die Zeit, die zum Einschlafen benötigt wird) verkürzt, die Schlafeffizienz fördert und die Gesamtschlafdauer bei Menschen mit Depressionen und Schlaflosigkeit erhöht.

Agomelatin, ein melatonergisches Antidepressivum, dem schlaffördernde Eigenschaften nachgesagt werden und das keine Tagesmüdigkeit verursacht, ist in der Europäischen Union und in Australien für die Behandlung von Depressionen, nicht aber von Schlafstörungen zugelassen. Nach Studien in den Vereinigten Staaten wurde seine Entwicklung für die dortige Verwendung im Oktober 2011 von Novartis eingestellt, das die Rechte für die Vermarktung von dem europäischen Pharmaunternehmen Servier erworben hatte.

Ein Cochrane-Review aus dem Jahr 2018 kam zu dem Ergebnis, dass die Sicherheit der Einnahme von Antidepressiva bei Schlaflosigkeit ungewiss ist und es keine Belege für eine langfristige Einnahme gibt.

Melatonin-Agonisten

Melatonin-Rezeptor-Agonisten wie Melatonin und Ramelteon werden bei der Behandlung von Schlaflosigkeit eingesetzt. Die Belege für die Wirksamkeit von Melatonin bei der Behandlung von Schlaflosigkeit sind im Allgemeinen dürftig. Es gibt nur wenige Belege dafür, dass es den Beginn des Schlafs um 6 Minuten beschleunigen kann. Ramelteon scheint weder den Beginn des Schlafs noch die Schlafdauer zu beschleunigen.

Die Verwendung von Melatonin zur Behandlung von Schlaflosigkeit bei Erwachsenen ist von 0,4 % zwischen 1999 und 2000 auf fast 2,1 % zwischen 2017 und 2018 gestiegen.

Die meisten Melatonin-Agonisten sind nicht auf Langzeitnebenwirkungen getestet worden. Melatonin mit verlängerter Wirkstofffreisetzung kann die Schlafqualität bei älteren Menschen mit minimalen Nebenwirkungen verbessern.

Studien haben auch gezeigt, dass Kinder aus dem Autismus-Spektrum oder mit Lernschwierigkeiten, Aufmerksamkeitsdefizit-Hyperaktivitätsstörung

(ADHS) oder damit zusammenhängenden neurologischen Erkrankungen von der Einnahme von Melatonin profitieren können. Dies liegt daran, dass sie aufgrund ihrer Störungen häufig Schlafprobleme haben. So haben Kinder mit ADHS aufgrund ihrer Hyperaktivität oft Probleme beim Einschlafen und sind daher den größten Teil des Tages müde. Eine weitere Ursache für Schlaflosigkeit bei Kindern mit ADHS ist die Einnahme von Stimulanzien zur Behandlung ihrer Störung. Kinder, die an ADHS und den anderen genannten Störungen leiden, können vor dem Schlafengehen Melatonin erhalten, damit sie besser schlafen können.

Benzodiazepine

Die am häufigsten verwendete Klasse von Hypnotika gegen Schlaflosigkeit sind die Benzodiazepine:363 Benzodiazepine sind bei Schlaflosigkeit nicht signifikant besser als Antidepressiva. Chronische Anwender von hypnotischen Medikamenten gegen Schlaflosigkeit haben keinen besseren Schlaf als chronisch Schlaflose, die keine Medikamente einnehmen. Vielmehr werden chronische Anwender von Hypnotika nachts häufiger wach als Schlaflose, die keine Hypnotika einnehmen. Viele sind zu dem Schluss gekommen, dass diese Medikamente ein nicht zu rechtfertigendes Risiko für den Einzelnen und die öffentliche Gesundheit darstellen und dass es keine Beweise für eine langfristige Wirksamkeit gibt. Es wird empfohlen, Hypnotika nur für einige Tage in der niedrigsten wirksamen Dosis zu verschreiben und sie nach Möglichkeit ganz zu vermeiden, insbesondere bei älteren Menschen. Zwischen 1993 und 2010 ist die Verschreibung von Benzodiazepinen an Personen mit Schlafstörungen in den USA von 24 % auf 11 % zurückgegangen, was mit der ersten Einführung von Nicht-Benzodiazepinen zusammenfällt.

Die Benzodiazepin- und Nicht-Benzodiazepin-Hypnotika haben auch eine Reihe von Nebenwirkungen wie Tagesmüdigkeit, Autounfälle und andere Unfälle, kognitive Beeinträchtigungen sowie Stürze und Knochenbrüche. Ältere Menschen sind für diese Nebenwirkungen empfindlicher. Einige Benzodiazepine haben sich kurzfristig als wirksam bei der Aufrechterhaltung des Schlafes erwiesen, aber längerfristig können Benzodiazepine zu Toleranz, körperlicher Abhängigkeit, Benzodiazepin-Entzugssyndrom bei Absetzen und langfristiger Verschlechterung des Schlafes führen, insbesondere bei konsequenter Einnahme über längere Zeiträume. Benzodiazepine lösen zwar Bewusstlosigkeit aus, verschlechtern aber den Schlaf, da sie - ähnlich wie Alkohol - den Leichtschlaf fördern, während die Zeit, die im Tiefschlaf verbracht wird, abnimmt. Ein weiteres Problem ist, dass bei regelmäßiger Einnahme von kurz wirksamen Schlafmitteln gegen Schlaflosigkeit tagsüber Rebound-Angst auftreten kann. Obwohl der Nutzen von Benzodiazepinen bei Schlaflosigkeit im Vergleich zu anderen Behandlungen kaum belegt ist und es Hinweise auf größere Schäden gibt, haben die Verschreibungen weiter zugenommen, was wahrscheinlich darauf zurückzuführen ist, dass sie süchtig machen, und zwar sowohl durch Missbrauch als auch dadurch, dass sie Schlaflosen durch ihre schnelle Wirkung, Toleranz und Entzugserscheinungen vorgaukeln können, dass sie ihnen beim Schlafen helfen. Es ist allgemein bekannt, dass die langfristige Einnahme von Benzodiazepinen gegen Schlaflosigkeit bei den meisten Menschen unangemessen ist und dass ein schrittweiser Entzug aufgrund der mit der langfristigen Einnahme von Benzodiazepinen verbundenen unerwünschten Wirkungen in der Regel vorteilhaft ist und wann immer möglich empfohlen wird.

Benzodiazepine binden alle unselektiv an den GABAA-Rezeptor. Einige Theorien besagen, dass bestimmte Benzodiazepine (hypnotische Benzodiazepine) eine signifikant höhere Aktivität an der α1-Untereinheit des GABAA-Rezeptors haben als andere Benzodiazepine (z. B., Triazolam und Temazepam haben im Vergleich zu Alprazolam und Diazepam eine signifikant höhere Aktivität an der α1-Untereinheit, was sie zu besseren Sedativa-Hypnotika macht - Alprazolam und Diazepam wiederum haben im Vergleich zu Triazolam und Temazepam eine höhere Aktivität an der α2-Untereinheit, was sie zu besseren Anxiolytika macht). Die Modulation der α1-Untereinheit wird mit Sedierung, motorischer Beeinträchtigung, Atemdepression, Amnesie, Ataxie und verstärkendem Verhalten (drogensuchendes Verhalten) in Verbindung gebracht. Die Modulation der α2-Untereinheit wird mit einer anxiolytischen Wirkung und Enthemmung in Verbindung gebracht. Aus diesem Grund können bestimmte Benzodiazepine besser zur Behandlung von Schlaflosigkeit geeignet sein als andere.

Z-Medikamente

Nicht-Benzodiazepine oder Z-Drugs (Sedativa-Hypnotika) wie Zolpidem, Zaleplon, Zopiclon und Eszopiclon sind eine Klasse von hypnotischen Medikamenten, die in ihrem Wirkmechanismus den Benzodiazepinen ähneln und für leichte bis mittelschwere Schlaflosigkeit indiziert sind. Ihre Wirksamkeit bei der Verbesserung der Einschlafzeit ist gering, und sie haben im Vergleich zu Benzodiazepinen ein ähnliches - wenn auch potenziell weniger schwerwiegendes - Nebenwirkungsprofil. Die Verschreibung von Nicht-Benzodiazepinen hat seit ihrer ersten Markteinführung in den USA im Jahr 1992 allgemein zugenommen, und zwar von 2,3 % im Jahr 1993 bei Personen mit Schlafstörungen auf 13,7 % im Jahr 2010.

Orexin-Antagonisten

Orexin-Rezeptor-Antagonisten sind eine erst kürzlich eingeführte Klasse von Schlafmitteln und umfassen Suvorexant, Lemborexant und Daridorexant, die alle von der FDA zur Behandlung von Schlaflosigkeit zugelassen sind, die durch Schwierigkeiten beim Einschlafen und/oder bei der Aufrechterhaltung des Schlafs gekennzeichnet ist. Sie sind darauf ausgerichtet, Signale im Gehirn zu blockieren, die das Wachsein stimulieren, und erheben daher den Anspruch, Schlaflosigkeit zu behandeln, ohne eine Abhängigkeit zu erzeugen. Es sind drei Medikamente mit dualem Orexinrezeptor (DORA) auf dem Markt: Belsomra (Merck), Dayvigo (Eisai) und Quviviq (Idorsia).

Antipsychotika

Bestimmte atypische Antipsychotika, insbesondere Quetiapin, Olanzapin und Risperidon, werden zur Behandlung von Schlaflosigkeit eingesetzt. Obwohl sie häufig eingesetzt werden, wird die Verwendung von Antipsychotika für diese Indikation nicht empfohlen, da der Nutzen nicht belegt ist und das Risiko unerwünschter Wirkungen erheblich ist. Eine groß angelegte systematische Überprüfung und Netzwerk-Metaanalyse von Medikamenten zur Behandlung von Schlaflosigkeit bei Erwachsenen aus dem Jahr 2022 ergab, dass Quetiapin keinen kurzfristigen Nutzen bei Schlaflosigkeit zeigte. Einige der schwerwiegenderen unerwünschten Wirkungen können auch bei den verwendeten niedrigen Dosen auftreten, wie Dyslipidämie und Neutropenie. Diese Bedenken hinsichtlich der Risiken bei niedrigen Dosen werden durch dänische Beobachtungsstudien gestützt, die einen Zusammenhang zwischen der Einnahme von niedrig dosiertem Quetiapin (mit Ausnahme von Verschreibungen für Tablettenstärken von mehr als 50 mg) und einem erhöhten Risiko für schwere kardiovaskuläre Ereignisse im Vergleich zur Einnahme von Z-Präparaten zeigten, wobei der größte Teil des Risikos auf kardiovaskuläre Todesfälle zurückzuführen war. Labordaten aus einer unveröffentlichten Analyse derselben Kohorte unterstützen ebenfalls das Fehlen einer Dosisabhängigkeit der metabolischen Nebenwirkungen, da die neue Einnahme von niedrig dosiertem Quetiapin mit einem Risiko für erhöhte Nüchterntriglyzeride bei der Nachbeobachtung nach einem Jahr verbunden war. 161] Die Bedenken hinsichtlich der Nebenwirkungen sind bei älteren Menschen größer. 133]

Andere Beruhigungsmittel

Gabapentinoide wie Gabapentin und Pregabalin haben zwar schlaffördernde Wirkungen, werden aber in der Regel nicht zur Behandlung von Schlaflosigkeit eingesetzt. Gabapentin ist bei alkoholbedingter Schlaflosigkeit nicht wirksam.

Barbiturate wurden zwar früher verwendet, werden aber wegen des Suchtrisikos und anderer Nebenwirkungen nicht mehr zur Behandlung von Schlaflosigkeit empfohlen.
Vergleichende Wirksamkeit

Medikamente zur Behandlung von Schlaflosigkeit weisen eine große Bandbreite an Effektstärken auf. Beim Vergleich von Medikamenten wie Benzodiazepinen, Z-Medikamenten, sedierenden Antidepressiva und Antihistaminika, Quetiapin, Orexin-Rezeptor-Antagonisten und Melatonin-Rezeptor-Agonisten wiesen der Orexin-Antagonist Lemborexant und das Z-Medikament Eszopiclon insgesamt die besten Profile in Bezug auf Wirksamkeit, Verträglichkeit und Akzeptanz auf.

Alternative Medizin

Pflanzliche Präparate wie Baldrian, Kava, Kamille und Lavendel wurden zur Behandlung von Schlaflosigkeit eingesetzt. Es gibt jedoch keinen Qualitätsnachweis für ihre Wirksamkeit und Sicherheit. Das Gleiche gilt für Cannabis und Cannabinoide. Es ist ebenfalls unklar, ob Akupunktur bei der Behandlung von Schlaflosigkeit nützlich ist.

Neue Studie bewertet pharmakologische Behandlung von Schlaflosigkeit

Stand 15. Juli 2022

Eine aktuelle Studie aus Oxford, finanziert vom NIHR Oxford Health Biomedical Research Centre und veröffentlicht in der Fachzeitschrift The Lancet, hat sich mit der pharmakologischen Behandlung von Schlaflosigkeit beschäftigt. Diese Studie ist bislang die größte ihrer Art und umfasst 154 Doppelblindstudien mit insgesamt 44.000 Teilnehmern. Diese Teilnehmer wurden zufällig einer von 30 verschiedenen zugelassenen oder nicht zugelassenen Medikamenten oder einem Placebo zugeteilt.

Die Forschungsleiterin, Professor Andrea Cipriani, leitete diese Metaanalyse, um die Wirksamkeit von Medikamenten in der Akut- und Langzeitbehandlung von Schlaflosigkeit bei Erwachsenen zu untersuchen, insbesondere wenn keine begleitenden psychischen Erkrankungen oder körperlichen Gesundheitsprobleme vorlagen. Die

Studienteilnehmer wurden hinsichtlich ihrer Schlafqualität, der Auswirkungen von Behandlungsabbrüchen und möglicher Nebenwirkungen wie Schwindel, Übelkeit, Müdigkeit, Kopfschmerzen, Sedierung und Schläfrigkeit gründlich untersucht.

Schlaflosigkeit ist definiert als Unzufriedenheit mit der Quantität oder Qualität des Schlafs und tritt mit mindestens drei Monaten anhaltenden Schwierigkeiten beim Einschlafen oder Durchschlafen auf. Etwa 20 % der Bevölkerung leiden darunter, und für viele Betroffene kann diese Situation über Jahre hinweg bestehen.

Professor Andrea Cipriani von der Universität Oxford und dem Oxford Health NHS Foundation Trust betonte die Bedeutung der Ergebnisse: "Wir hoffen, dass unsere Analyse den Ärzten bei der Auswahl der geeigneten Behandlung für ihre Patienten sehr nützlich sein wird. Wir haben sämtliche verfügbaren Informationen, sowohl in Fachzeitschriften als auch in Online-Registern, durchleuchtet, um ein möglichst umfassendes Bild aller verfügbaren Daten zu zeichnen. Die effektive Behandlung von

Schlaflosigkeit ist von großer Wichtigkeit, da sie erhebliche Auswirkungen auf die Gesundheit der Betroffenen, ihr soziales Leben und das Gesundheitssystem insgesamt haben kann.

Es ist jedoch wichtig zu betonen, dass diese Studie keine Empfehlung für die primäre Verwendung von Medikamenten zur Behandlung von Schlaflosigkeit darstellt, insbesondere aufgrund der potenziellen schweren Nebenwirkungen einiger dieser Medikamente. Stattdessen zeigt die Untersuchung, dass in einigen Fällen Medikamente eine wirksame Option darstellen können und in Betracht gezogen werden sollten, insbesondere wenn nicht-medikamentöse Ansätze wie verbesserte Schlafgewohnheiten und kognitive Verhaltenstherapie nicht erfolgreich waren oder wenn der Patient Medikamente als Teil seiner Therapie in Erwägung zieht.

Die Studie ergab, dass Eszopiclon eine wirksame Schlaflosigkeitsbehandlung sein könnte, allerdings mit möglichen Nebenwirkungen wie Schwindel und Übelkeit. Bei Lemborexant waren die Sicherheitsdaten weniger eindeutig, aber es zeigte ein höheres Risiko für Kopfschmerzen. Darüber hinaus fehlten ausreichende Beweise für die Langzeitverschreibung von Benzodiazepinen und Zolpidem zur Behandlung von Schlaflosigkeit.

Professor Philip Cowen, Mitverfasser der Studie und Experte für Psychopharmakologie an der Universität Oxford, wies darauf hin, dass Lemborexant auf eine andere Weise im Gehirn wirkt, nämlich auf das Orexin-Neurotransmittersystem. Dies stellt einen relativ neuen Wirkmechanismus dar, der möglicherweise zu verbesserten pharmakologischen Behandlungen von Schlaflosigkeit führen könnte.

Es ist jedoch wichtig zu beachten, dass die Studienergebnisse durch mögliche Einschränkungen der Analyse abgeschwächt werden könnten. Ein Beispiel hierfür ist, dass Schlafprobleme oft über längere Zeiträume auftreten, aber nur acht Studien in dieser Metaanalyse eine Langzeitbetrachtung berücksichtigt haben.

Quelle: (Zusammenfassung von: Holger Kiefer) https://www.thelancet.com/journals/lancet/article/PIIS0140-6736(22)00878-9/fulltext

Prognose

Eine Umfrage unter 1,1 Millionen Einwohnern der Vereinigten Staaten ergab, dass diejenigen, die angaben, etwa 7 Stunden pro Nacht zu schlafen, die niedrigsten Sterblichkeitsraten aufwiesen, während diejenigen, die weniger als 6 Stunden oder mehr als 8 Stunden schliefen, höhere Sterblichkeitsraten hatten. Schwere Schlaflosigkeit - weniger als 3,5 Stunden Schlaf bei Frauen und 4,5 Stunden bei Männern - wird mit einer um 15 % höheren Sterblichkeitsrate in Verbindung gebracht, während eine Schlafdauer von 8,5 oder mehr Stunden pro Nacht mit einer um 15 % höheren Sterblichkeitsrate in Verbindung gebracht wird.

Bei dieser Methode ist es schwierig, zwischen Schlafmangel, der durch eine Erkrankung verursacht wird, die auch eine Ursache für einen vorzeitigen Tod ist, und einer Erkrankung, die Schlafmangel verursacht, und dem Schlafmangel, der einen vorzeitigen Tod verursacht, zu unterscheiden. Der größte Teil des Anstiegs der Sterblichkeit aufgrund schwerer Schlaflosigkeit wurde nach Kontrolle der damit verbundenen Störungen eliminiert. Nach Kontrolle der Schlafdauer und der Schlaflosigkeit wurde auch festgestellt, dass die Einnahme von

Schlaftabletten mit einer erhöhten Sterblichkeitsrate verbunden war.

Die niedrigste Sterblichkeit wurde bei Personen festgestellt, die zwischen sechseinhalb und siebeneinhalb Stunden pro Nacht schliefen. Selbst bei einer Schlafdauer von nur 4,5 Stunden pro Nacht ist der Anstieg der Sterblichkeit sehr gering. Leichte bis mäßige Schlaflosigkeit ist also bei den meisten Menschen mit einer höheren Lebenserwartung verbunden, während schwere Schlaflosigkeit nur eine sehr geringe Auswirkung auf die Sterblichkeit hat. Es ist unklar, warum ein Schlaf von mehr als 7,5 Stunden mit einer höheren Sterblichkeit verbunden ist.

Epidemiologie

Zwischen 10 % und 30 % der Erwachsenen leiden zu einem bestimmten Zeitpunkt an Schlaflosigkeit, und bis zur Hälfte der Menschen leidet im Laufe eines Jahres an Schlaflosigkeit, was sie zur häufigsten Schlafstörung macht. Etwa 6 % der Menschen leiden an Schlaflosigkeit, die nicht auf ein anderes Problem zurückzuführen ist und länger als einen Monat andauert. Menschen über 65 Jahre sind häufiger betroffen als jüngere Menschen. Frauen sind häufiger betroffen als Männer. Schlaflosigkeit tritt bei Frauen 40 % häufiger auf als bei Männern.

Unter Universitätsstudenten wird eine höhere Rate an Schlaflosigkeit berichtet als in der Allgemeinbevölkerung.

Gesellschaft und Kultur

Das Wort Schlaflosigkeit kommt aus dem Lateinischen: in + somnus "ohne Schlaf" und -ia als nominalisierende Endung.

In der populären Presse wurden Geschichten über Menschen veröffentlicht, die angeblich nie schlafen, wie die von Thái Ngọc und Al Herpin. Horne schreibt, dass "jeder schläft und es auch tun muss", und im Allgemeinen scheint dies zu stimmen. Er berichtet jedoch auch von zeitgenössischen Berichten über den Fall von Paul Kern, der in Kriegszeiten angeschossen wurde und danach bis zu seinem Tod 1943 "nie wieder schlief". Kern scheint ein völlig isolierter Einzelfall zu sein.

Tödliche Schlaflosigkeit

Die tödliche Insomnie ist eine extrem seltene neurodegenerative Prionenkrankheit, die sich durch Schlafstörungen auszeichnet. Die meisten Fälle sind familiär bedingt (fatale familiäre Insomnie [FFI]) und beruhen auf einer Mutation im PRNP-Gen, während die übrigen Fälle sporadisch auftreten (sporadische tödliche Insomnie [sFI]). Die Schlafprobleme beginnen in der Regel allmählich und verschlimmern sich im Laufe der Zeit. Schließlich erliegt der Patient der totalen Schlaflosigkeit (agrypnia excitata), die meist zu weiteren Symptomen wie Sprachstörungen, Koordinationsproblemen und Demenz führt. Sie führt innerhalb weniger Monate bis Jahre zum Tod und ist nicht heilbar.

Anzeichen und Symptome

Die Krankheit verläuft in vier Phasen:

Gekennzeichnet durch zunehmende Schlaflosigkeit, die zu Panikattacken, Paranoia und Phobien führt. Dieses Stadium dauert etwa vier Monate an.

Halluzinationen und Panikattacken machen sich bemerkbar und halten etwa fünf Monate lang an.

Auf die völlige Unfähigkeit zu schlafen folgt ein rapider Gewichtsverlust. Diese Phase dauert etwa drei Monate an.

Die Demenz, bei der die Person im Laufe von sechs Monaten nicht mehr ansprechbar oder stumm wird, ist das Endstadium der Krankheit, auf das der Tod folgt.

Klinisch äußert sich die FFI durch einen gestörten Schlaf-Wach-Rhythmus, Dysautonomie, motorische Störungen und neuropsychiatrische Störungen.

Weitere Symptome sind starkes Schwitzen, Miosis (punktförmige Pupillen), plötzlicher Eintritt in die Menopause oder Impotenz, Nackensteifigkeit und Erhöhung von Blutdruck und Herzfrequenz. Bei der sporadischen Form der Krankheit kommt es häufig zu

Doppeltsehen. Auch Verstopfung ist häufig. Mit dem Fortschreiten der Krankheit gerät der Betroffene in einen Zustand der Vorschlaf-Limbo oder Hypnagogie, der bei Gesunden kurz vor dem Schlaf auftritt. Während dieser Phasen bewegen die Betroffenen häufig und wiederholt ihre Gliedmaßen, als würden sie träumen.

Das Alter bei Ausbruch der Krankheit ist variabel und reicht von 13 bis 60 Jahren, wobei der Durchschnitt bei 50 Jahren liegt. Die Krankheit kann durch Gentests vor ihrem Ausbruch erkannt werden. Der Tod tritt in der Regel zwischen 6 und 36 Monaten nach Ausbruch ein. Das Erscheinungsbild der Krankheit ist von Person zu Person sehr unterschiedlich, selbst bei Personen innerhalb derselben Familie; bei der sporadischen Form werden beispielsweise Schlafprobleme nicht häufig berichtet, und die ersten Symptome sind Ataxie, kognitive Beeinträchtigung und Doppeltsehen.

Die tödliche familiäre Schlaflosigkeit ist eine seltene erbliche Prionenkrankheit, die mit dem PRNP-Gen D178N-129M in Verbindung steht, das durch eine Mutation verursacht wird. Das Gen PRNP, das die Anweisungen für die Herstellung des Prionproteins PrPC liefert, befindet sich auf dem kurzen (p) Arm von Chromosom 20 an der Position p13. Sowohl

Menschen mit FFI als auch solche mit familiärer Creutzfeldt-Jakob-Krankheit (fCJD) tragen eine Mutation am Codon 178 des Prionprotein-Gens. FFI ist auch immer mit dem Vorhandensein des Methionin-Codons an Position 129 des mutierten Allels verbunden, während die fCJD mit dem Vorhandensein des Valin-Codons an dieser Position verbunden ist. Die Krankheit tritt auf, wenn sich die Aminosäure an Position 178 ändert und ein Asparagin (N) anstelle der normalen Asparaginsäure (D) vorhanden ist. Dies muss mit einem Methionin an Position 129 einhergehen.

Bei FFI handelt es sich um eine autosomal dominante Krankheit, die mit einer GAC-zu-AAC-Missense-Mutation an Codon 178 des PRNP-Prionproteingens auf Chromosom 20 und dem Vorhandensein des Methionin-Polymorphismus an Position 129 des mutierten Allels einhergeht. Pathologisch ist FFI durch eine vorherrschende Degeneration des Thalamus gekennzeichnet, vor allem in den medio-dorsalen und anterio-ventralen Kernen.

Pathophysiologie

Aufgrund seiner auffälligen klinischen und neuropathologischen Ähnlichkeiten mit der fatalen familiären Insomnie (FFI), einer genetischen Prionenkrankheit, die mit einer Punktmutation an Codon 178 (D178N) im PRNP in Verbindung mit Methionin an Codon 129 verbunden ist, wird der MM2T-Subtyp auch als sporadische FI (sFI) bezeichnet. Übertragungsstudien mit anfälligen transgenen Mäusen haben durchweg gezeigt, dass derselbe Prionenstamm sowohl mit sFI als auch mit FFI assoziiert ist. Im Gegensatz zu den häufigsten neurodegenerativen Erkrankungen ist die sFI seltener als ihr genetisches Gegenstück. Während die anerkannten Patienten mit FFI zahlreich sind und zu mehr als 50 Familien weltweit gehören, wurden bisher nur etwa 30 Fälle von CJD MM2T und einige wenige Fälle mit gemischten MM2T- und MM2C-Merkmalen (MM2T+C) erfasst.

An sich verursacht das Vorhandensein von Prionen eine verringerte Glukoseverwertung im Thalamus und einen leichten Hypostoffwechsel im cingulären Kortex. Das Ausmaß dieses Symptoms variiert zwischen zwei Varianten der Krankheit, wobei die

Methionin-Homozygoten bei Codon 129 und die Methionin/Valin-Heterozygoten bei der letzteren Variante am stärksten betroffen sind. Angesichts des Zusammenhangs zwischen der Beteiligung des Thalamus an der Regulierung von Schlaf und Wachsamkeit kann ein kausaler Zusammenhang hergestellt werden, der häufig als Ursache genannt wird.

Diagnose

Die Diagnose wird aufgrund der Symptome vermutet und kann durch eine Schlafuntersuchung, eine PET-Untersuchung und einen Gentest unterstützt werden, wenn es in der Familie des Patienten eine Vorgeschichte der Krankheit gibt. Ähnlich wie bei anderen Prionenkrankheiten kann die Diagnose nur durch eine Autopsie des Gehirns nach der Obduktion bestätigt werden.

Differentialdiagnose

Es sind weitere Krankheiten bekannt, bei denen das Prionprotein von Säugetieren eine Rolle spielt: Einige davon sind übertragbar (TSE, einschließlich FFI), wie z. B. Kuru, die bovine spongiforme Enzephalopathie (BSE, auch bekannt als "Rinderwahnsinn") bei Rindern und die chronisch auszehrende Krankheit bei amerikanischen Hirschen und Elchen in einigen Gebieten der Vereinigten Staaten und Kanadas sowie die Creutzfeldt-Jakob-Krankheit (CJD). Bis vor kurzem ging man davon aus, dass Prionenkrankheiten nur durch direkten Kontakt mit infiziertem Gewebe übertragen werden können, z. B. durch den Verzehr von infiziertem Gewebe, Transfusionen oder Transplantationen; Forschungsergebnisse deuten darauf hin, dass Prionen durch Aerosole übertragen werden können, dass aber für die Allgemeinheit kein Risiko einer Infektion über die Luft besteht.

Behandlungen

Die Behandlung umfasst eine palliative Betreuung. Es gibt widersprüchliche Erkenntnisse über die Verwendung von Schlafmitteln, einschließlich Barbituraten, zur Behandlung der Krankheit. Die Symptome der tödlichen familiären Schlaflosigkeit können mit Medikamenten behandelt werden. Clonazepam kann zur Behandlung von Muskelkrämpfen verschrieben werden, und Eszopiclon oder Zolpidem können zur Behandlung von Schlaflosigkeit eingesetzt werden. Diese Medikamente wirken jedoch nicht auf Dauer.

Prognose

Wie alle Prionenkrankheiten verläuft die Krankheit unweigerlich tödlich. Die Lebenserwartung liegt zwischen sieben Monaten und sechs Jahren, mit einem Durchschnitt von 18 Monaten.

Epidemiologie und Geschichte

Die tödliche Schlaflosigkeit wurde erstmals 1986 von Elio Lugaresi et al. beschrieben.

Im Jahr 1998 waren weltweit 40 Familien als Träger des Gens für FFI bekannt: acht deutsche, fünf italienische, vier amerikanische, zwei französische, zwei australische, zwei britische, eine japanische und eine österreichische. Im spanischen Baskenland wurden zwischen 1993 und 2005 16 Fälle der 178N-Mutation in zwei Familien mit einem gemeinsamen Vorfahren aus dem 18. Im Jahr 2011 kam eine weitere Familie hinzu, als Forscher in den Niederlanden den ersten Mann mit FFI fanden. Er hatte 19 Jahre lang in den Niederlanden gelebt, war aber ägyptischer Abstammung. Andere Prionenkrankheiten ähneln der FFI und könnten mit ihr verwandt sein, doch fehlt ihnen die Genmutation D178N.

Bis zum 20. September 2022 wurden 37 Fälle von sporadischer tödlicher Schlaflosigkeit diagnostiziert. Anders als bei FFI haben die Betroffenen nicht die D178N-Mutation im PRNP-Prion-Gen, sondern eine andere Mutation im selben Gen, die Methionin-Homozygotie bei Codon 129 verursacht. Dennoch ist das Vorhandensein von Methionin anstelle von Valin (Val129) die Ursache für die sporadische Form der Krankheit. Die gezielte Beeinflussung dieser Mutation wurde als Strategie zur Behandlung oder möglicherweise zur Heilung der Krankheit vorgeschlagen.

Silvano, 1983, Bologna, Italien

Ende 1983 empfing der italienische Neurologe und Schlafexperte Dr. Ignazio Roiter einen Patienten im Schlafinstitut des Krankenhauses der Universität Bologna. Der Mann, der nur als Silvano bekannt war, beschloss in einem seltenen Moment des Bewusstseins, sich für zukünftige Studien aufzeichnen zu lassen und sein Gehirn für die Forschung zu spenden, in der Hoffnung, ein Heilmittel für zukünftige Opfer zu finden.

Ungenannter amerikanischer Patient, 2001

In einem 2006 veröffentlichten Artikel schrieben Schenkein und Montagna über einen 52-jährigen Amerikaner, der die durchschnittliche Überlebenszeit um fast ein Jahr übertreffen konnte, indem er verschiedene Strategien anwandte, darunter Vitamintherapie und Meditation, verschiedene Stimulanzien und Hypnotika und sogar vollständigen sensorischen Entzug, um nachts Schlaf zu erzeugen und tagsüber die Aufmerksamkeit zu erhöhen. In dieser Zeit gelang es ihm, ein Buch zu schreiben und Hunderte von Kilometern zu fahren, doch im Laufe seiner Versuche erlag der Mann dem klassischen vierstufigen Verlauf der Krankheit.

Ägyptischer Mann, 2011, Niederlande

Im Jahr 2011 wurde der erste Fall in den Niederlanden bei einem 57-jährigen Mann ägyptischer Abstammung gemeldet. Der Mann kam mit Symptomen wie Doppeltsehen und fortschreitendem Gedächtnisverlust zu uns, und seine Familie stellte fest, dass er in letzter Zeit desorientiert, paranoid und verwirrt war. Während er dazu neigte, bei zufälligen täglichen Aktivitäten einzuschlafen, erlebte er während des normalen Slow-Wave-Schlafs lebhafte Träume und zufällige Muskelzuckungen. Nach vier Monaten, in denen diese Symptome auftraten, begann er, im Wachzustand Krämpfe in Händen, Rumpf und unteren Gliedmaßen zu haben. Die Person starb im Alter von 58 Jahren, sieben Monate nach dem Auftreten der Symptome. Eine Autopsie ergab eine leichte Atrophie des frontalen Kortex und eine mäßige Atrophie des Thalamus. Letzteres ist eines der häufigsten Anzeichen für FFI.

Forschung

(Siehe dazu auch Kapitel: Neue Studie bewertet pharmakologische Behandlung von Schlaflosigkeit)

Auch wenn der Nutzen beim Menschen noch unklar ist, haben eine Reihe von Behandlungen in Tiermodellen vorläufige Erfolge bei der Verlangsamung des Krankheitsverlaufs gezeigt, darunter Pentosanpolysulfat, Mepacrin und Amphotericin B. Seit 2016 wird eine Studie mit Doxycyclin durchgeführt.

Im Jahr 2009 wurde ein Mausmodell für FFI hergestellt. Diese Mäuse exprimierten eine humanisierte Version des PrP-Proteins, die auch die FFI-Mutation D178N enthält. Diese Mäuse scheinen immer weniger und kürzere Perioden ununterbrochenen Schlafs zu haben, Schäden im Thalamus und frühe Todesfälle, ähnlich wie Menschen mit FFI.

Die Prion Alliance wurde von dem Ehepaar Eric Minikel und Sonia Vallabh gegründet, nachdem bei Vallabhs Mutter die tödliche Krankheit diagnostiziert worden war. Sie forschen am Broad Institute, um Therapeutika für menschliche Prionenerkrankungen zu entwickeln. Weitere Forschungsinteressen sind die Identifizierung von Biomarkern, mit denen das Fortschreiten der Prionenkrankheit bei lebenden Menschen verfolgt werden kann.

Verlagsanlagen weitere Literatur

Über den Autor

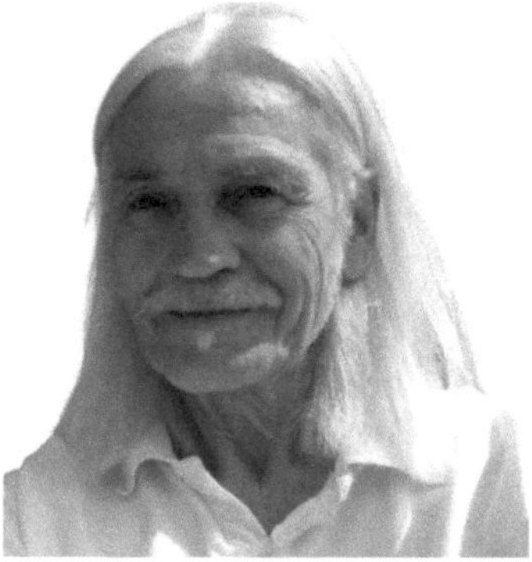

Coach Holger Kiefer, Dozent, ehemaliger Übungsleiter für Behindertensport und Koronar-Herzsport mit Weiterbildung in Neurologie widmet sich seit Jahrzehnten den Themen Philosophie, Gesundheit, Psychologie und Mentaltraining.

Seine weiteren Weiterbildungen umfassten Kinderpsychologie und Heilpraktiker für Psychotherapie und klinische Hypnose.

Als Publizist veröffentlichte er zahlreiche Bücher zu Gesundheitsthemen.

Tätig ist er als Mental Health Master Coach und berät zu Epigenetik und Psychosomatisch bedingten Beschwerden. Die Entwicklungsphasen des Menschen bieten die Möglichkeit zur Weiterentwicklung in allen Lebensbereichen, wenn wir in unser ursprünglich angelegtes geistiges und spirituelles Potenzial kommen und Dinge los zulassen in der Lage sind.

Körper und Geist sind eine Einheit, unter diesem Motto gehört er im deutschsprachigen Raum zu den wenigen, welche unter Kiefer-Coaching.de ein Coaching zum Mind Body Syndrom anbieten. In den USA ist es unter dem Begriff Tension Myositis Syndrome (TMS) bekannt, was man mit Spannungsmyositis-Syndrom) Syndrom übersetzen kann.

Im Coaching stehen der Stress, die Ernährung, die Bewegung und die psychischen Belastungen im Vordergrund, welche die eigentliche Ursache der meisten später auftretenden Erkrankungen darstellen.

Psycho-Soziales Coaching

Psycho-Soziales Coaching bezieht sich auf einen unterstützenden Prozess, bei dem ich als Coach meine Klienten dabei unterstützte, sowohl psychologische als auch soziale Herausforderungen zu bewältigen und persönliches Wachstum zu fördern. Es kombiniert Elemente aus der Psychologie und dem sozialen Bereich, um Menschen bei der Verbesserung ihres emotionalen Wohlbefindens, ihrer zwischenmenschlichen Beziehungen und ihrer Lebensführung zu unterstützen. Im psycho-sozialen Coaching können verschiedene Ansätze und Techniken verwendet werden, um individuelle Bedürfnisse und Ziele zu erreichen. Als Coach arbeite ich eng mit einem Menschen zusammen, um persönlichen Herausforderungen zu identifizieren, negative Denkmuster zu erkennen und positive Veränderungen anzustreben. Dabei können Themen wie Stressbewältigung, emotionale Intelligenz, Selbstreflexion, zwischenmenschliche Kommunikation, Konfliktlösung, berufliche Zufriedenheit, Work-Life-Balance, Selbstvertrauen und Selbstmanagement behandelt werden. Das Ziel des psycho-sozialen Coachings besteht darin, das individuelle Wachstum, die Selbstentdeckung und die Entwicklung von Bewältigungsstrategien zu fördern. Durch eine unterstützende und lösungsorientierte Herangehensweise kann ich helfen, positive Veränderungen anzustoßen, das Selbstbewusstsein zu stärken und die individuelle Lebensqualität zu verbessern. Ich weise darauf hin, dass psycho-soziales

Coaching keine Therapie ersetzt, sondern als ergänzende Unterstützung dienen kann.

Kontaktaufnahme: beratungholgerkiefer@gmx.de

Mobil: 0162-9291723

The Power of Eight

Nach Lynne McTaggart

Alternative Möglichkeit der Veränderung durch Teilnahme an einer Gruppe – auch Online

Erfahren Sie mehr auf

https://the-power-of-eight.de/

Nach zehn Jahren intensiver Studien und Experimente wartete Bestsellerautorin Lynne McTaggart erneut mit einer erstaunlichen Erkenntnis auf, die unser Weltbild verändern wird. Sie zeigte: Wenn eine kleine Gruppe von Menschen ihre Intention auf ein bestimmtes Ziel fokussiert, entsteht eine machtvolle kollektive Dynamik, die Krankheiten heilen, Beziehungen kitten und sogar neuen Lebenssinn vermitteln kann. Und noch mehr: Die Experimente belegen, dass durch den »Spiegel-Effekt« die heilenden Energien nicht nur auf den Empfänger wirken, sondern auch auf diejenigen, die sie aussenden. Erfahren Sie mehr über die wissenschaftlichen und spirituellen Hintergründe dieses Phänomens uund was Sie jetzt tun können, um diese »Schnellstraße zum Wunder« selbst zu erfahren.

Weitere Titel vom Coach und Dozent Holger Kiefer

sind erschienen unter den Verlags-Labeln:

Heil-Weg-Verlag

https://heil-weg.de/heil-weg-verlag/

Kiefer-Coaching-Verlag

https://kiefer-coaching.de/verlag/

Seine bis Sommer 2023 erschienen Titel können Sie nachstehend ersehen.
Ich wünsche Ihnen in allen Lebensbereichen viel Erfolg
Mental Health Master Coach Holger Kiefer

beratungholgerkiefer@gmx.de

0162-9291723

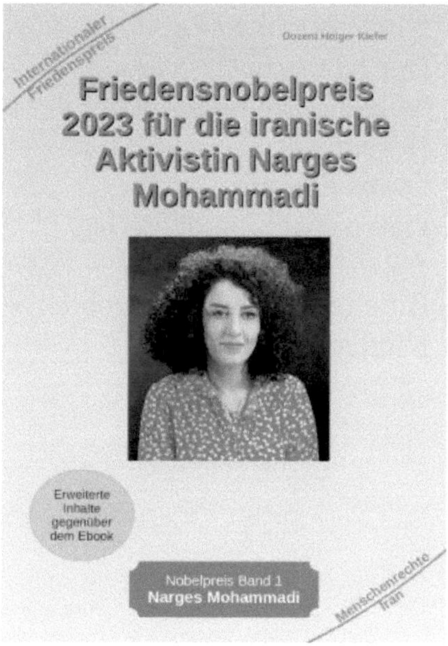

Friedensnobelpreis 2023 für die iranische Aktivistin Narges Mohammdi
Jahrelang Gefängnis und Folter, ein Leben für die Unterdrückten, jetzt der Friedensnobelpreis – unbedingt lesen
Buchversion Erweiterte Inhalte gegenüber dem Ebook
kiefer-coaching.de/verlag/

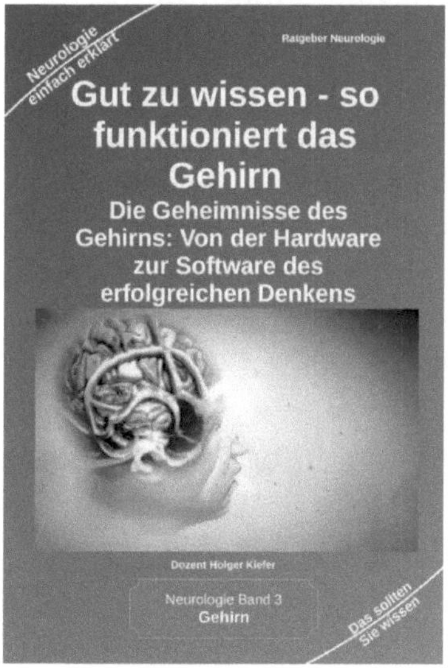

Gut zu wissen – so funktioniert das Gehirn
Die Gehemnisse des Gehirns: Von der Hardware zur Software des erfolgreichen Denkens
kiefer-coaching.de/verlag/

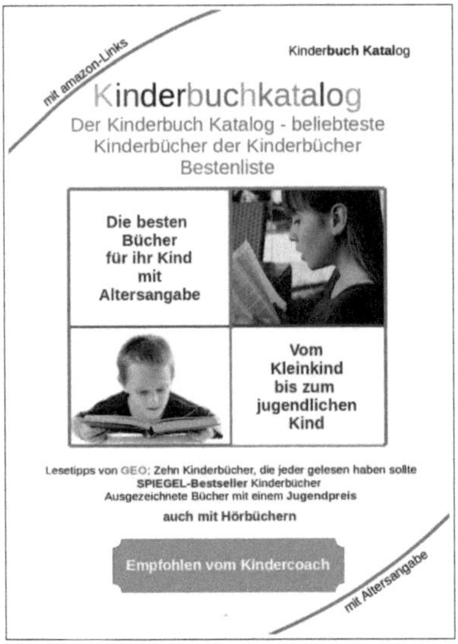

Kinderbuchkatalog
Der Kinderbuchkatalog – beliebteste Kinderbücher der Bestenliste
Gratis download unter:
kiefer-coaching.de/verlag/

Bitte in die Suche eingeben:
Kinderbuchkatalog

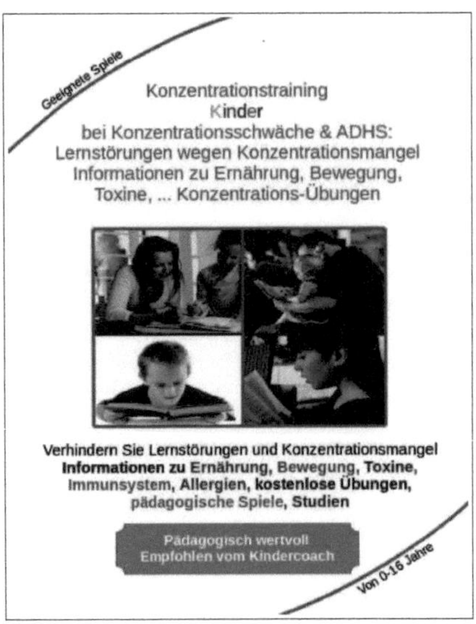

Handbuch Konzentrationstraining für Kinder von Klein bis Groß - Zur Erziehung gehört auch die Kinder für das Lernen vorzubereiten. Je eher Kinder ... Bastelideen, Literaturvorschläge, Erziehung Taschenbuch
208 Seiten im Großformat 21 x 29.7 x 1.2 cm
Weitere Informationen auf der Webseite des Autors:
kiefer-coaching.de/verlag/

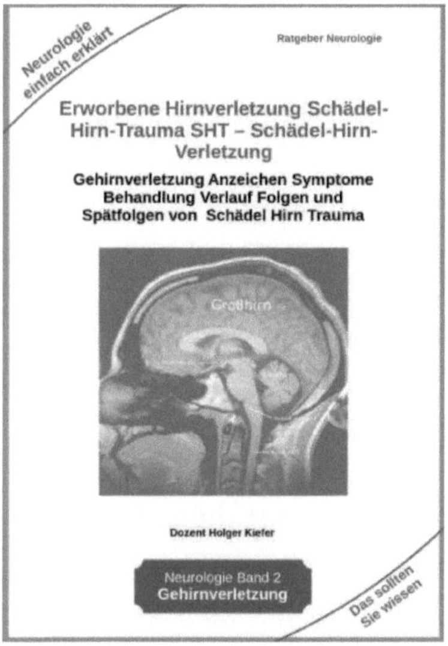

Gehirnverletzung Anzeichen Symptome Behandlung Verlauf
Folgen und Spätfolgen von Schädel Hirn Trauma
Dieser Ratgeber soll medizinischen Personal, Betroffenen und Angehörigen erste Informationen und einen Überblick über dieses spezielle Thema bieten.
heil-weg.de/heil-weg-verlag/

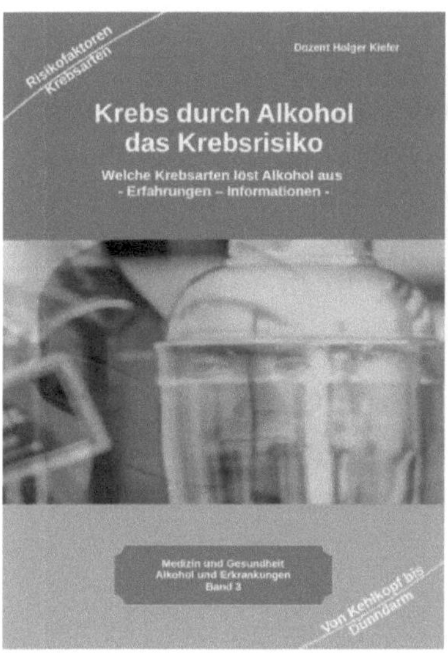

Krebs durch Alkohol das Krebsrisiko – Welche Krebsarten löst Alkohol aus – Erfahrungen – Informationen

Fachbuch für den medizinischen und Pflegebereich als auch Interessierte eine umfassende Ressource auf wissenschaftlicher Basis
heil-weg.de/heil-weg-verlag/

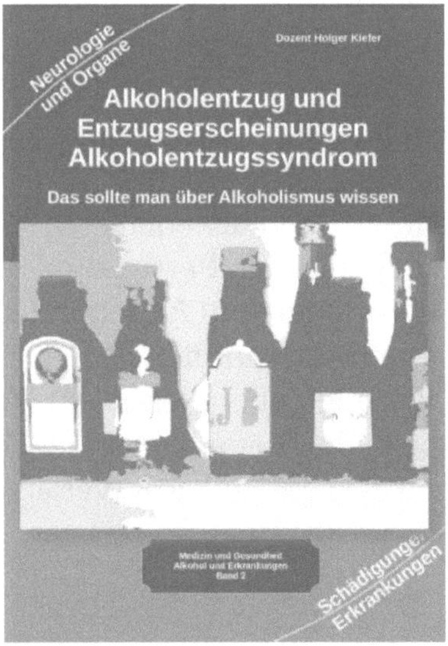

Alkoholentzug und Entzugserscheinungen Alkoholentzugssyndrom Das sollte man über Alkoholismus wissen Welche meist unbekannte Risiken entstehen bei Alkoholentzug, welche Behandlungen werden dabei eingesetzt, was sollten man dazu wissen? Im Detail geht der Autor auf diese Fragen ein.
heil-weg.de/heil-weg-verlag/

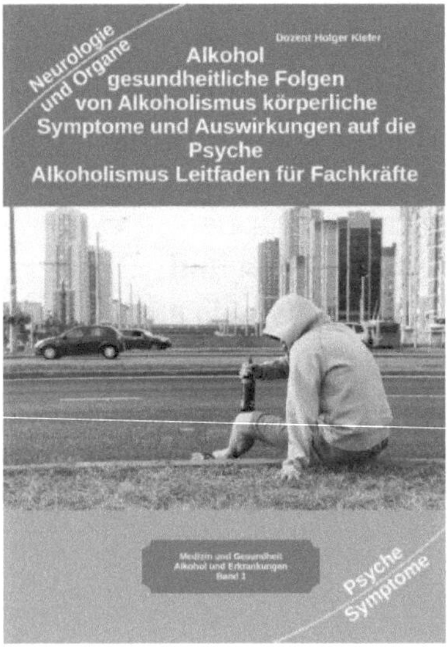

Alkohol gesundheitliche Folgern von Alkoholismus körperliche Symptome und Auswirkungen auf die Psyche Der Alkoholismus Leitfaden für Betroffene und Fachkräfte
heil-weg.de/heil-weg-verlag/

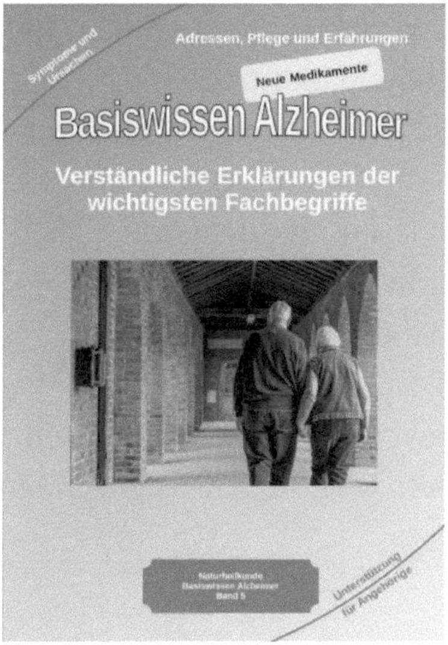

Basiswissen Alzheimer: Verständliche Erklärungen der wichtigsten Fachbegriffe - Alzheimer Demenz, Symptome und Hilfe für Angehörige

Neue Medikamente

heil-weg.de/heil-weg-verlag/

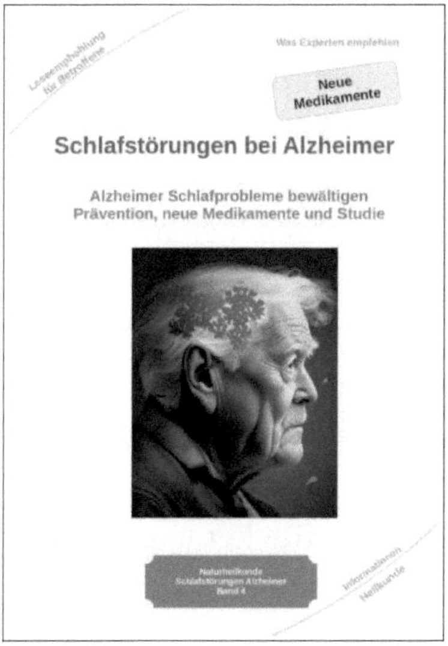

Schlafstörungen bei Alzheimer: Anzeichen für Alzheimer Schlafprobleme bewältigen – Prävention, neue Medikamente und Studie

Neue Medikamente

heil-weg.de/heil-weg-verlag/

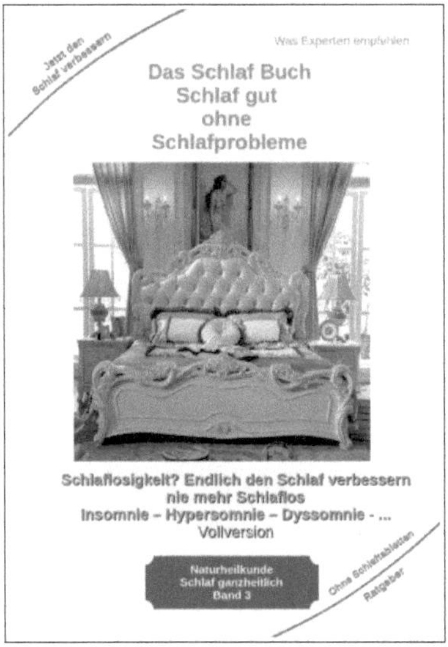

Das Schlaf Buch - Schlaf gut ohne Schlafprobleme Schlaflosigkeit? Endlich den Schlaf verbessern Wissenschaftlichen Erkenntnissen, Behandlungsansätze und Therapiemöglichkeiten, psychosomatische Faktoren heil-weg.de/heil-weg-verlag/

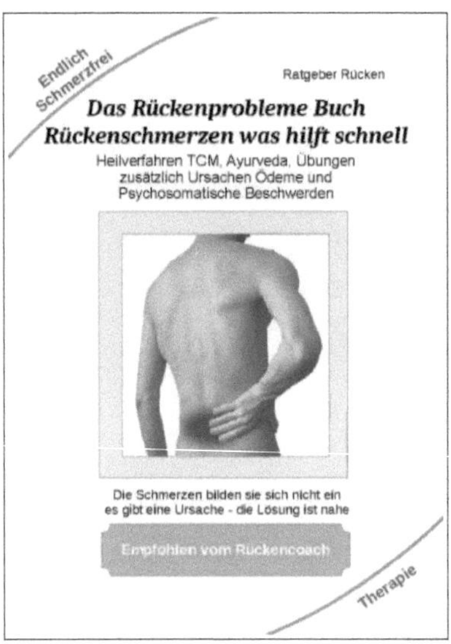

Das Rückenprobleme Buch – Rückenschmerzen was hilft schnell: Welche Lösungsansätze und Heilverfahren bieten TCM und Ayurveda. Leicht durchführbare Übungen, psychosomatischen Beschwerden, klinischer Fallbericht ohne Operation Ödem im Rückgrat aufgelöst heil-weg.de/heil-weg-verlag/

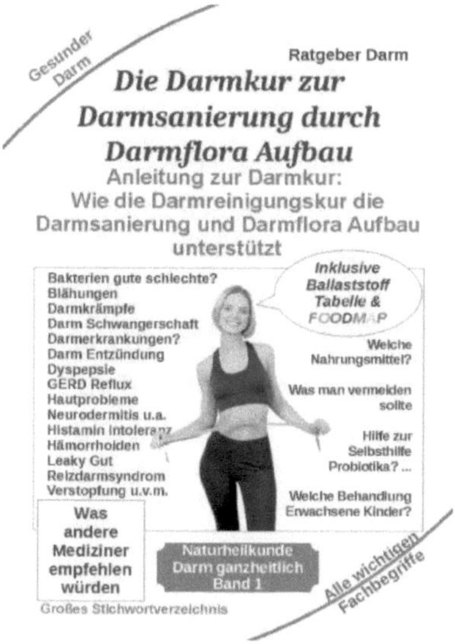

Die Darmkur zur Darmsanierungdurch Darmflora Aufbau - Anleitung zur Darmkur - Wie die Darmreinigungskur die Darmsanierung und Darmflora Aufbau unterstützt
Extra: Was ihr Facharzt oft nicht weiß
heil-weg.de/heil-weg-verlag/

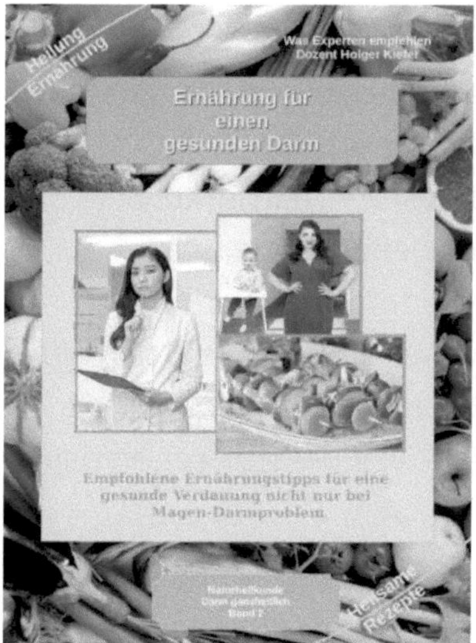

Ernährung für einen gesunden Darm - Empfohlene Ernährungstipps für eine gesunde Verdauung nicht nur bei Magen-Darmproblemen

Der Ernährungsratgeber zum Thema Darmgesundheit und Ernährung
heil-weg.de/heil-weg-verlag/

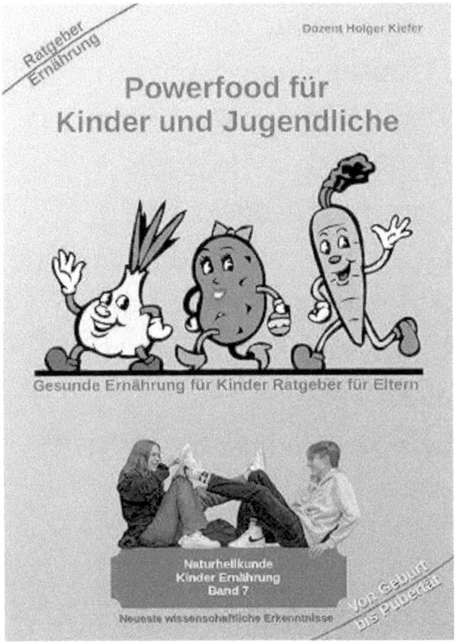

Powerfood für Kinder und Jugendliche: Gesunde Ernährung für Kinder Ratgeber für Eltern
Der Ernährungsratgeber: Für Säuglinge und Kleinkinder, Kinder und Jugendliche, Erwachsene, schwangere Frauen und stillende Mütter sowie ältere Erwachsene
heil-weg.de/heil-weg-verlag/

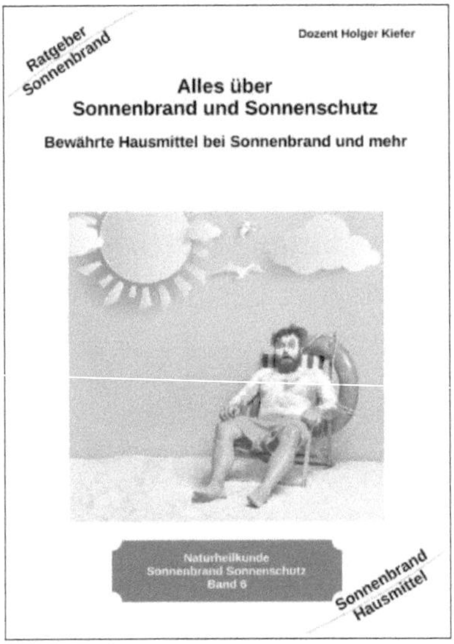

Alles über Sonnenbrand und Sonnenschutz
Bewährte Hausmittel bei Sonnenbrand und mehr
Alle Informationen auf wissenschaftlicher Basis mit den neusten Erkenntnissen
heil-weg.de/heil-weg-verlag/

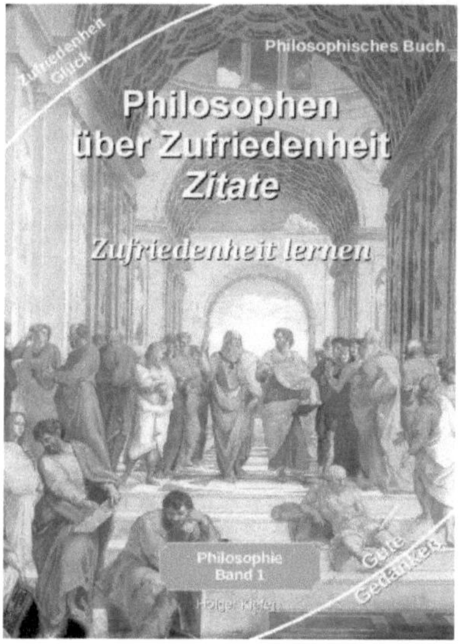

Philosophen über Zufriedenheit - Zitate: Philosophie Glück - Zufriedenheit lernen - Zufriedenheit im Leben Zitate der bekanntesten Philosophen heil-weg.de/heil-weg-verlag/

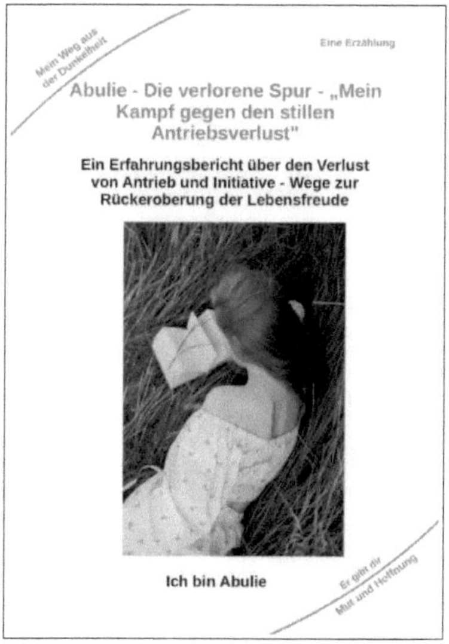

Erzählung
Abulie - Die verlorene Spur - „Mein Kampf gegen den stillen Antriebsverlust": Ein Erfahrungsbericht über den Verlust von Antrieb und Initiative - Wege zur Rückeroberung der Lebensfreude
kiefer-coaching.de/verlag/

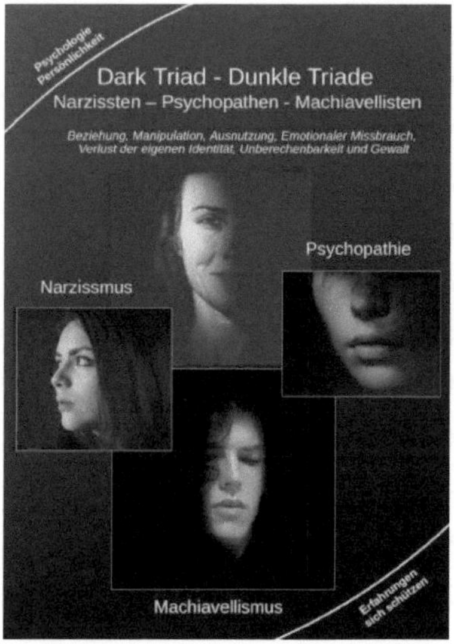

Dark Triad - Dunkle Triade Narzissten – Psychopathen – Machiavellisten - Beziehung, Manipulation, Ausnutzung, Emotionaler Missbrauch, Verlust der eigenen Identität, Unberechenbarkeit und Gewalt. kiefer-coaching.de/verlag/

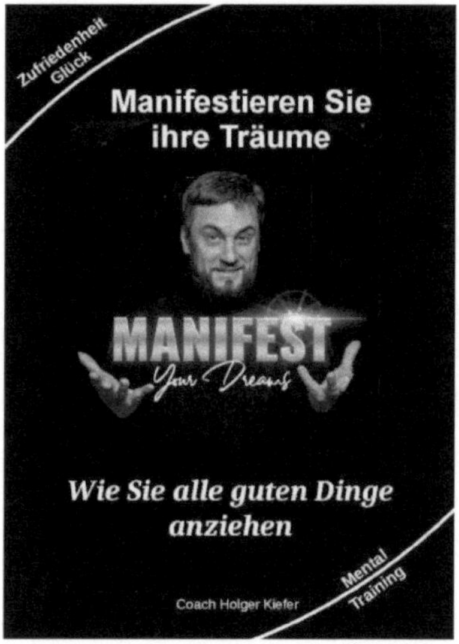

Manifestieren Sie ihre Träume – Wie Sie alle guten Dinge anziehen. Wir wünschten uns dies oder das. Die Frage ist, wie setzt man es um, dass es wahr wird. Die meisten Menschen scheitern an der Umsetzung. kiefer-coaching.de/verlag/

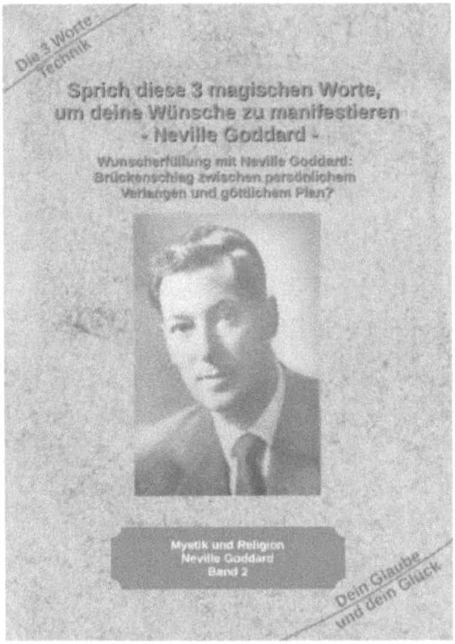

Sprich diese 3 magischen Worte, um deine Wünsche zu manifestieren - Neville Goddard Wunscherfüllung mit Neville Goddard: Brückenschlag zwischen persönlichem Verlangen und göttlichem Plan? Eine kritische Auseinandersetzung mit Egoismus und den dadurch verbreitetsten Wünschen
priester-schamane.de/literatur/

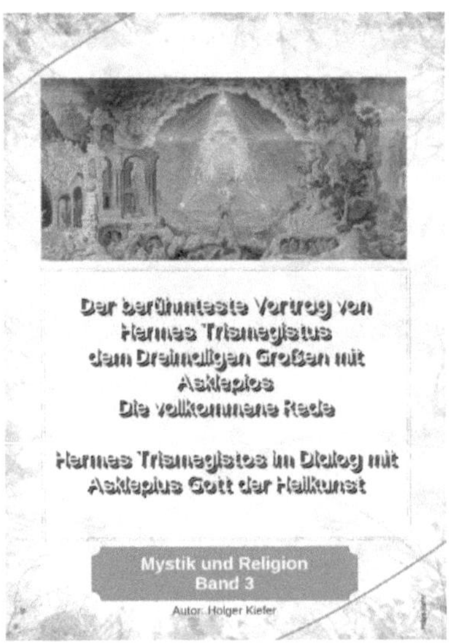

Der berühmteste Vortrag von Hermes Trismegistus dem Dreimaligen Großen mit Asklepios Die vollkommene Rede

Hermes Trismegistos im Dialog mit Asklepius Gott der Heilkunst
priester-schamane.de/literatur/

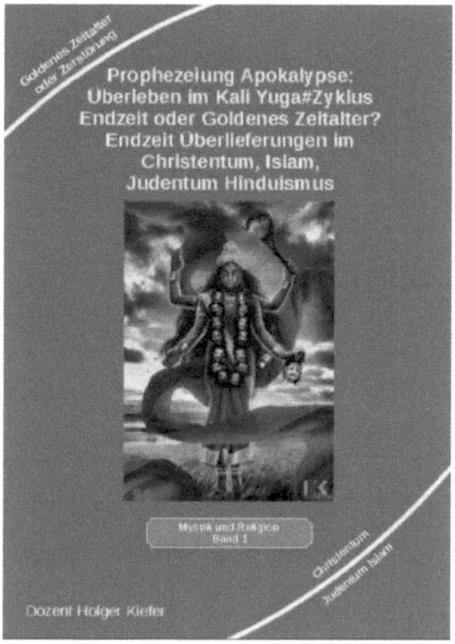

Prophezeiung Apokalypse: Überleben im Kali Yuga Zyklus Endzeit oder Goldenes Zeitalter? Endzeit Überlieferungen im Christentum, Islam, Judentum Hinduismus

priester-schamane.de/literatur/

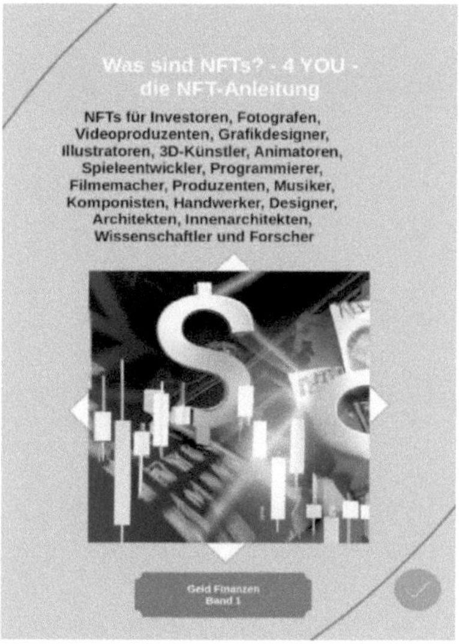

Was sind NFTs? - 4 YOU - die NFT-Anleitung NFTs für Investoren Fotografen Videoproduzenten Grafikdesigner Illustratoren 3D-Künstler Animatoren Spieleentwickler Programmierer Filmemacher Produzenten Musiker Komponisten Handwerker Designer Architekten Innenarchitekten Wissenschaftler Forscher

kiefer-coaching.de/verlag/

Impressum

Holger Kiefer

Kopernikusstr. 14

D-90766 Fürth

beratungholgerkiefer@gmx.de

0162-9291723

Notizen